認知症専門医が教える！

脳の老化を止めたければ歯を守りなさい！

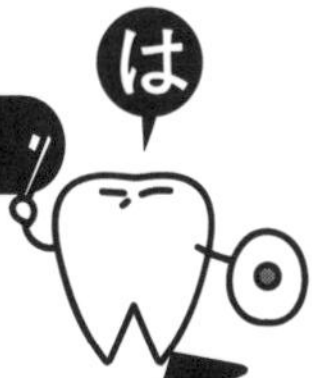

長谷川嘉哉 Hasegawa Yoshiya

かんき出版

記憶力が落ちた。
もの覚えが悪くなった。
人の名前が出てこない。

「なんだか最近、脳が衰えてきた気がする……」

そんな状況に歯止めをかけて、
改善する方法があります。

それが、「歯を守ること」です。

実は、

「脳」と「歯」は、

とても強く結びついています。

なぜでしょう？

私たちは、
生まれてから死ぬまで、
口から栄養を摂取し続けます。

極端な話、
手足がなくても生きてはいけますが、
口がなければ生きていけません。

つまり、「生きる」とは、「食べる」こと。
歯を使って、咀嚼し続けることなのです。

「脳」は、
「生きる」ためにもっとも必要な、
「食べる」機能を最重要視して、
口を含む「歯」の領域を、特別に大きく設計しました。

だから、**「歯」を使って噛むだけで、**
脳の広い範囲が活性化するのです！

けれど、
歳をとり、
歯が抜けて噛めなくなると、
脳への刺激が減っていきます。
その結果、脳が老化していきます。

しかし——

しっかりと歯をケアし、
噛み続けるための歯を温存すれば、

いつまでも
脳を刺激し続け、
脳の血流を増やし、
脳を活性化することができます。

噛み続けることができれば、
いくつになっても、
脳は生き生きとよみがえるのです。

つまり、
歯を守ることは、
脳を守ることなのです。

認知症は国家レベルの問題に

「認知症　国家戦略を決定」

新聞にこんな見出しが大きく躍っていたのは、今から3年前のことです。国家レベルで取り組まなければならないほどの深刻な社会問題になってきた認知症。それもそのはずで、厚生労働省は、団塊の世代がみな75歳以上になる**2025年には65歳以上の5人に1人、約730万人が認知症になると試算しています。これは、埼玉県の人口とほぼ同じ数です。**軽度認知症を含めると、認知症1000万人時代の到来も時間の問題だと言われています。

35歳を過ぎると脳に認知症の原因物質が溜まる!?

ところで、あなたは「認知症になりやすい人」と「なりにくい人」の境目がどこにあるかご存じですか?

認知症専門医である私の経験から言わせていただくと、**「35歳」という年齢が、ひとつのターニングポイントです。**

実は、35歳を過ぎたころから、私たちの脳には、認知症の原因物質が溜まりやすくなります。このタイミングで、あなたがこれまで行ってきた**「ある習慣」を変えなければ、認知症発症リスクが一気に高くなることが、さまざまな研究で明らかになっているのです。**

認知症になると、日常生活のほとんどに介助や見守りが必要になり、そのうちに徘徊や攻撃行動など問題行動も目につくようになるので、いつも誰かがついていなければいけなくなります。こうなると、家族などまわりの負担は、想像以上に大きくなります。

また、その介護をめぐり国や自治体だけでなく、個人的にも大きな経済的負担が必要になります。これも以前にも増して認知症予防に強い関心が寄せられている要因です。

近年では、**将来なりたくない病気としてがんや肺炎を押しのけて、認知症が1位になっているほどです。**

実際のところ、特に今の50代以上の方にとって、認知症はとても身近な病気になってきています。

あなたのまわりにも、認知症を発症した近親者を抱えた知人がいるのではないでしょうか。

あるいは、あなた自身が現在、認知症の祖父母やご両親の介護で、ご苦労をなさっているかもしれませんね。

そういった方ほど、「できるだけ認知症を遠ざけたい」「脳を老化から守りたい」と強く思われていることでしょう。

ところで、私が先ほど言及した、35歳を過ぎたら脳のために変えなければいけない「ある習慣」とはなんでしょうか？

それが「歯のケア」です。そして、認知症の原因物質の発生源となるのが、口の病気である歯周病なのです。

実は近年、認知症専門医として少し変わった治療をする私に、各方面から関心が寄せられています。

私は、通常の認知症診療に加えて、「歯のケア」を行う認知症専門医なのです。

まるでゴミ屋敷のような、認知症患者さんの口の中

「え……、歯ですか？」

「どうして認知症の病院で、歯のチェックを!?」

私の認知症専門クリニックを訪れる患者さんのご家族が、たいてい初めに言うのがこの言葉です。

それも無理はありません。患者さんは血圧測定や血液検査などを受けたあと、「では最後に、歯を見せてください」と認知症専門医である私に言われます。そして、どういうわけか認知症外来に設置されている歯科専用の診療のイス（歯科用チェアユニット）に座らされて、歯の本数や口腔環境をチェックされるのです。

その後、希望する患者さんには、当クリニックの歯科衛生士さんによる徹底した歯のケアを受けてもらいます。

認知症患者さんの多くは身だしなみを整えるという感覚を忘れているため、自分で歯みがきもしなければ、入れ歯のケアもしません。

そのため、認知症患者さんの口の中というのは、ちょっとビックリするくらい

汚れているのです。

朝食べたものがそのまま口の中に残っていたり、黄色くネバつく歯垢がいたるところにこびりついているなんて当たり前。口臭だってすさまじいものです。

ケアをしてくれている歯科衛生士さんによると**「認知症患者さんの口の中は、まるでゴミ屋敷」なんだとか。**たとえ医師でなくとも、一見しただけで「これは体に悪そうだ」とわかります。

そんな患者さんのことが気にかかってはいても、ご家族はなかなか患者さんの歯をみがくことができません。

「おじいちゃんは嫌がって歯ブラシを噛んでしまうのでみがけません」

「おばあちゃんは週に2回のデイサービスのときしか、歯をみがかせてくれません」

「入れ歯をしていますが、嫌がるので、数年間外したことがありません」

そんなことはめずらしくないのです。

本来であれば、患者さんには歯科でクリーニングを受けていただくのがよいのですが、高齢の認知症患者さんの多くは、内科の他にも眼科や整形外科などの医療機関にかかっています。「先生のクリニックに連れて来るだけでも大変なのに……これ以上、他の医療機関にかかるなんて無理です！」というのが多くのご家族の本音です。

それなら、うちに歯科用チェアユニットを入れて、歯科衛生士さんに来てもらい、歯のケアを行うしかありません。

私のクリニックが、認知症専門外来でありながら歯科用チェアユニットを設置しているめずらしいスタイルを採用しているのには、そういう理由があるのです。

こうした取り組みが歯の専門家の目に留まり、先日、日本口腔ケア学会の評議員への推薦もいただきました。

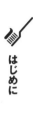

歯のケアで認知症状が劇的に改善！

さて、認知症外来の歯科用チェアユニットと、本書をお読みのあなたの脳の老化がどう関係するのか。ここからご説明していきますね。

認知症患者さんの口の中が、まるでゴミ屋敷のようであることに気づいた私は、歯科衛生士さんにお願いして、口腔ケアを始めました。

すると……思ってもいなかった改善例が出はじめました。

歯科衛生士さんによるたった1回の歯のケアで、認知症状が改善した患者さんが現れたのです。

＊＊＊

92歳の男性患者Aさんは、食欲の低下が著しく、ご家族は最期のときに備えて看取りも意識していました。ところが、たった1回の歯のケアで食欲が改善し、以前の食事量に戻ったのです。今ではしっかり食欲もあり、看取りを考えていたなんて想像もできないくらいです。

女性患者Bさんは86歳です。彼女は、クリニックで歯のケアをはじめてから、それまで外出することすら嫌がっていたのに、デイサービスに参加するようになりました。歯のケアにより、意欲が戻って、積極的になったのでしょう。担当のケアマネージャーによると、以来、とても明るくなり、リハビリにも積極的に取り組むようになったと言います。

＊＊＊

79歳の女性患者Cさんの場合は、もの忘れが劇的に改善しました。以前は、家族の名前すらすぐに出てこないような状態でした。

いつもつきそって診察に来てくださる50代の娘さんは、そんなお母様を見て、歯の重要性に目覚めたようです。ご自身も歯科に通うようになり、3か月に1回、メンテナンス受診をするようになりました。

＊＊＊

84歳の女性患者Dさん。

認知機能の低下が進んでいた彼女は、食欲や意欲が低下していて、一日中ボーッと座っていることが増えていました。けれどたった一度の歯のケアを受けただけで、その日から食欲が改善。しっかり食事をとるようになり、徐々に意欲も向上してきて、「あれがしたい、これがしたい」とご自分の望みを口にするようになったのです。

「先生、口のケアは本当に大事なのですね！」とご家族も驚くほどの改善ぶりです。

＊＊＊

他にも、徹底した歯のケアによって、認知症状を改善させた患者さんが大勢いらっしゃいます。**歯のケアによって認知症状が改善し、脳が若返ったのです！**

認知症患者さんの治療には、薬物療法や非薬物療法（ご本人が興味を持っていることに挑戦してもらい脳と心を活性化する療法）などがありますが、歯のケアをすることで、**薬も使わずたいした時間もかけずに、認知症状を緩和・改善できたことは、**

専門医である私にとって大きな驚きでした。

認知症患者さんに奇跡を起こしたのは、認知症専門医ではなく、歯医者さんや歯科衛生士さんが行うケアだったのです。

医者と歯医者が連携して病気を予防する時代に!

認知症患者さんに定期的な歯のケアを受けていただくことは、認知症の予防・改善につながります。

ますます高齢化が進み、認知症患者が増えるとされている**これからの時代において、何よりも求められるのは歯のケアであり、医療分野で言えば「歯科」だと言えるでしょう。**

本文で詳しく説明しますが、歯科で歯垢《しこう》を除去するためのプラークコントロールを定期的に受けて、歯周病を予防・改善することは、脳の老化防止につながります。

さらに、誤嚥性肺炎、糖尿病、動脈硬化、脳梗塞や心筋梗塞などの全身疾患リスクを下げて「健康寿命」を延ばすことにもつながります。

なぜなら、前述した通り35歳前後から増え始める歯周病菌が、認知症や全身疾患を引き起こす原因になるからです。正しい歯のケアこそ、長寿社会を健康に生き抜くために、すべての人が身に付けるべき基礎知識なのです。

そうした観点から、**私はすべての医療機関に、歯医者さんや歯科衛生士さんが常駐していてもいいのではないかと思っています。**

特に体力が落ちて免疫力が低下している高齢者が通う医療機関や介護施設では、その必要があるはずです。

これからは、「医科」と「歯科」が連携して診療にあたる「医科歯科連携」が、人々の健康を守るために、何より重要だと考えています。

私は認知症専門医として、29年の間、毎月1000人、累計で20万人以上の認知症患者さんを診察し続けてきました。その結果、「歯」と「脳」が他のどんな器官よりもしっかりと結びついていて、歯のケアをすると、認知症の患者さんでさえ脳が若返る、ということを確信しました。

では、どんな歯のケアがあなたの脳を若返らせてくれるのでしょう?

そして、全身の健康を保ってくれるのでしょうか?

本書では、そのための方法を、やさしく解説していきます。

長谷川 嘉哉

認知症専門医が教える！

脳の老化を止めたければ歯を守りなさい！

目次

第1章 「ボケない脳」をつくるのは、「歯」だった！

第2章　これだけある！　歯と病気の関係

第3章　認知症専門医が教える、脳の老化を防ぐ歯のケア方法

第4章 歯医者さんを味方につける

第5章 心地よい歯みがきで、脳をみがき続けよう！

カバーデザイン　井上新八
本文デザイン・DTP　佐藤千恵
本文イラスト　川本満
編集協力　杉本尚子
素材提供：graphixmania /Shutterstock.com

第1章

「ボケない脳」をつくるのは、「歯」だった！

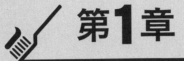

✓認知症専門医が気づいた、歯のケアで脳が元気になる理由

20～22ページでご紹介したように、認知症専門外来で歯のケアを受けた方が、症状の緩和・改善をしました。つまり、「ボケない脳」をつくる鍵は「歯」にあったのです。

ところで、なぜ歯のケアがこれほどまでに、脳に好影響をもたらすのでしょう？

その理由については、次のページの不思議な図を見ていただくとわかります。

これは「ホムンクルス図」という、医学生が生理学の授業で必ず目にする図です。脳神経外科医であるワイルダー・ペンフィールドが描いた図で、脳の中で動作を司《つかさど》る「運動野《うんどうや》」と、感覚を司る「感覚野《かんかくや》」を表しています。それぞれの外周には、いびつな形で手・足・顔などが描き込まれていますよね。脳が体のどの部分と密接につながっているか、それが示されているわけです。

ホムンクルス図

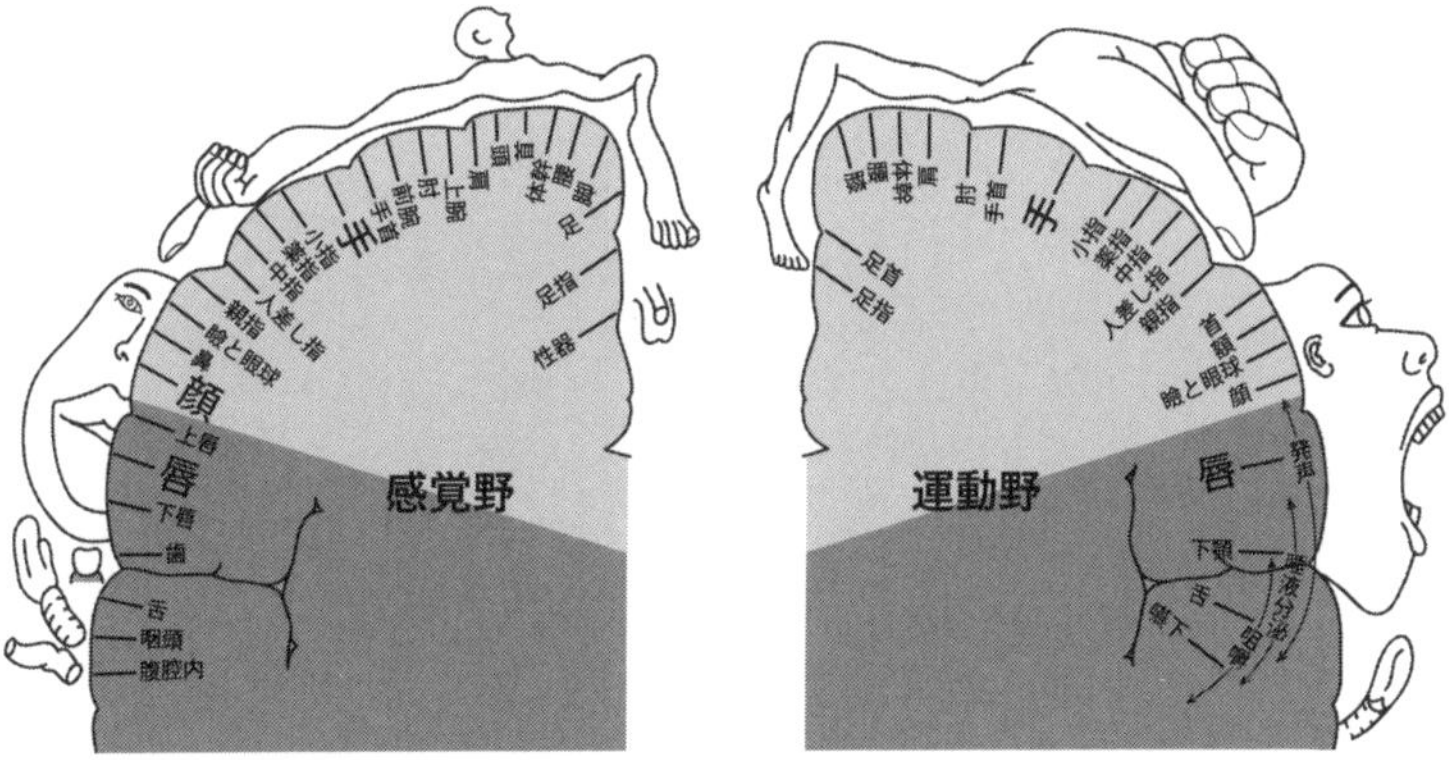

大脳の「運動野」「感覚野」で、唇・歯・あご・舌などの「口」が占める領域はとても広い。

私の著書でベストセラーになった『親ゆびを刺激すると脳がたちまち若返りだす！』（サンマーク出版）では、表面積は体の10分の1もない指が、脳の中では運動野と感覚野のそれぞれ3分の1を占めることを指摘しました。

実は、歯や舌や唇を含む「口」に関しても、同じことが言えるのです。

表面積は指と同じく10分の1以下しかない口が、脳の中では、運動野と感覚野のそれぞれ3分の1を占めています。口とつながっている顔まで含めると、なんと半分近くを占めているのです。

これはつまり、歯のケアなどで口を刺激

すると、大脳の広い範囲に影響が及ぼされることを意味しています。

それにしても、なぜ口は、脳内でこんなにも広い範囲を占めているのでしょう？
それは、命が口に始まり、歯で終わるからです。

私たちがこの世に生まれ落ちて、一番初めにすることは、お母さんのお乳を飲むこと。つまり栄養の摂取です。

そのときの栄養の摂取口が「口」。生まれたばかりの私たちは、必死になって、舌、口、顔面の筋肉を動かして栄養を摂取します。生まれたてで未発達な脳は、生きるために欠かせない栄養の摂取を最優先で行うために、口にまつわる運動領域を思いきり広くしました。同時に、摂取した栄養から受ける味覚・嗅覚・触覚などの多彩な情報を処理するために、感覚領域でも口の範囲をドカンと広げたのです。

口による栄養の摂取は、生まれてから死ぬまで続きます。

つまり、私たちが生きていくために絶対になくてはならないものだから、脳内の口の領域がこれほどまでに広くなったのです。
極端なことを言えば、手がなくても、足がなくても、生きていくことは可能です。**けれど、歯がなくなり口が使えなくなって栄養の摂取ができなくなったら、生きていけません。**歯が使えなくなったときから、命の終わりに向かっていきます。

命を支えるために、脳とどこよりも強く結びついているのが、口なのです。
だからこそ、歯のケアで口の中を刺激された認知症患者さんたちは、脳全体が刺激されて、どんどん元気になりました。

脳寿命を延ばす鍵は、歯にあったのです！

✓「歯がない人はボケやすい」は本当だった！

実は、歯でものを噛むと、ひと噛みごとに脳に大量の血液が送り込まれます。

ここでちょっと、歯の根元の構造について見てみましょう。

歯の下には「歯根膜《しこんまく》」というクッションのような器官があって、歯はそこにめり込むようにして立っています。噛むときは、歯がこのクッションに約30ミクロン沈み込みます。そのほんのわずかな圧力で、歯根膜にある血管が圧縮されて、ポンプのように血液を脳に送り込むのです。その量は、ひと噛みで3・5㎖。

3・5㎖といえば、市販のお弁当についている、魚の形の醤油入

歯根膜と脳血流の関係

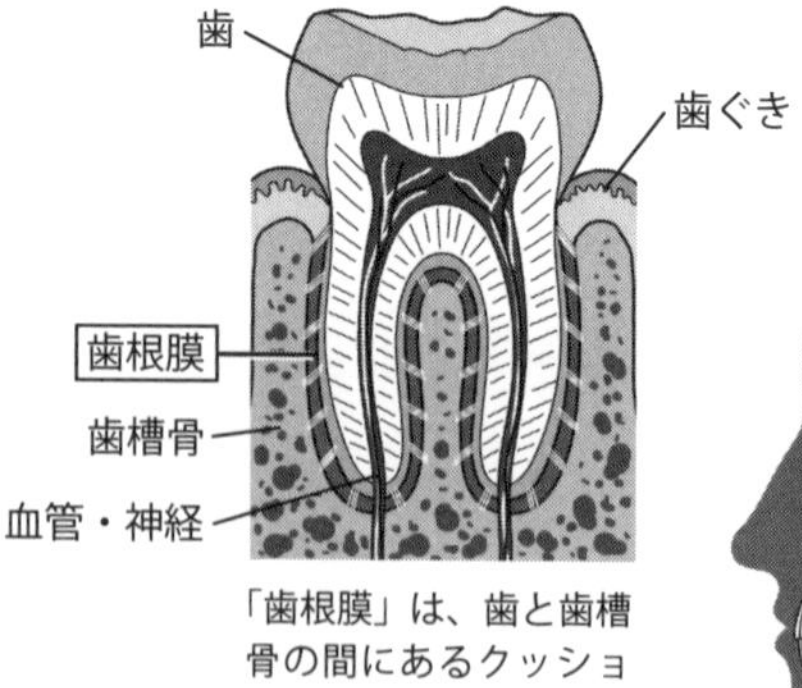

「歯根膜」は、歯と歯槽骨の間にあるクッションのような器官。

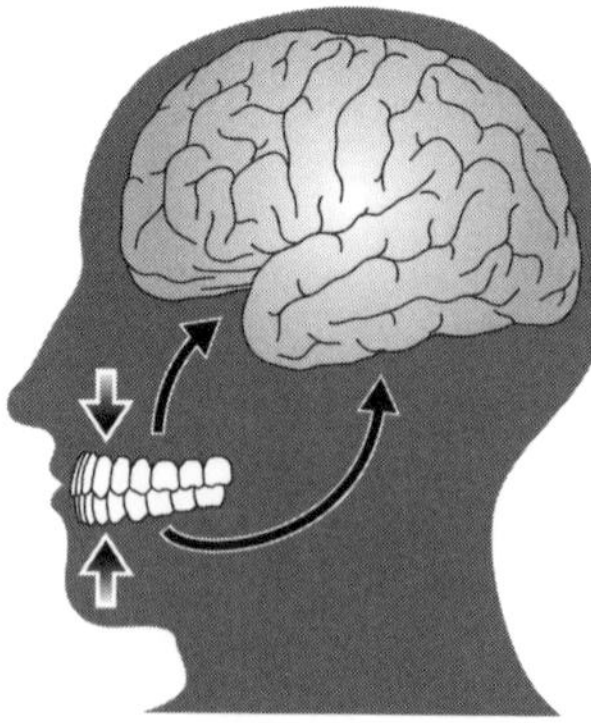
ひと噛みごとに、歯根膜のポンプ効果で、脳に3.5mlの血液が流れ込む。

れ。あの小さい容器がだいたい3～3・5㎖サイズです。

だとすれば、噛むということは、そのたびに、あの容器いっぱいの血液をピュッと脳に送り込んでいることになります。ひと噛みでこの量ですから、よく噛む人の脳にはひっきりなしに血液が送り込まれて、その間、常に刺激を受け続けていることになります。つまり、噛めば噛むほど刺激で脳が活性化されて元気になり、どんどん若返るのです。

ところが、歯の本数が少なくなればなるほど、歯根膜のクッションにかかる圧力が減って、脳に送り込まれる血液の量が少なくなります。脳への刺激が減って、脳機能の低下につながるわけです。脳機能の低下は、ヤル気の喪失や、もの忘れを引き起こし、やがては認知症へとつながっていきます。

事実、口の中に残っている歯の数と認知症発症率には、関連があります。

東北大大学院の研究グループが、70歳以上の高齢者を対象に行った調査によると、

「脳が健康な人」の歯は平均14・9本でしたが、「認知症疑いあり」と診断された人はたったの9・4本でした。つまり、残っている歯が少ない人ほど、認知症になりやすいことが明らかになったのです。

昔から言われている「歯がない人はボケやすい」は、科学的に見ても正しかったわけです。

私のクリニックでも認知症患者さんたちの歯の数を調べたところ、衝撃の結果となりました。

そもそも数えるべき歯がない。

歯が0本の「総入れ歯」の方が非常に多

70歳以上の高齢者の口の中に残っている歯（平均本数）

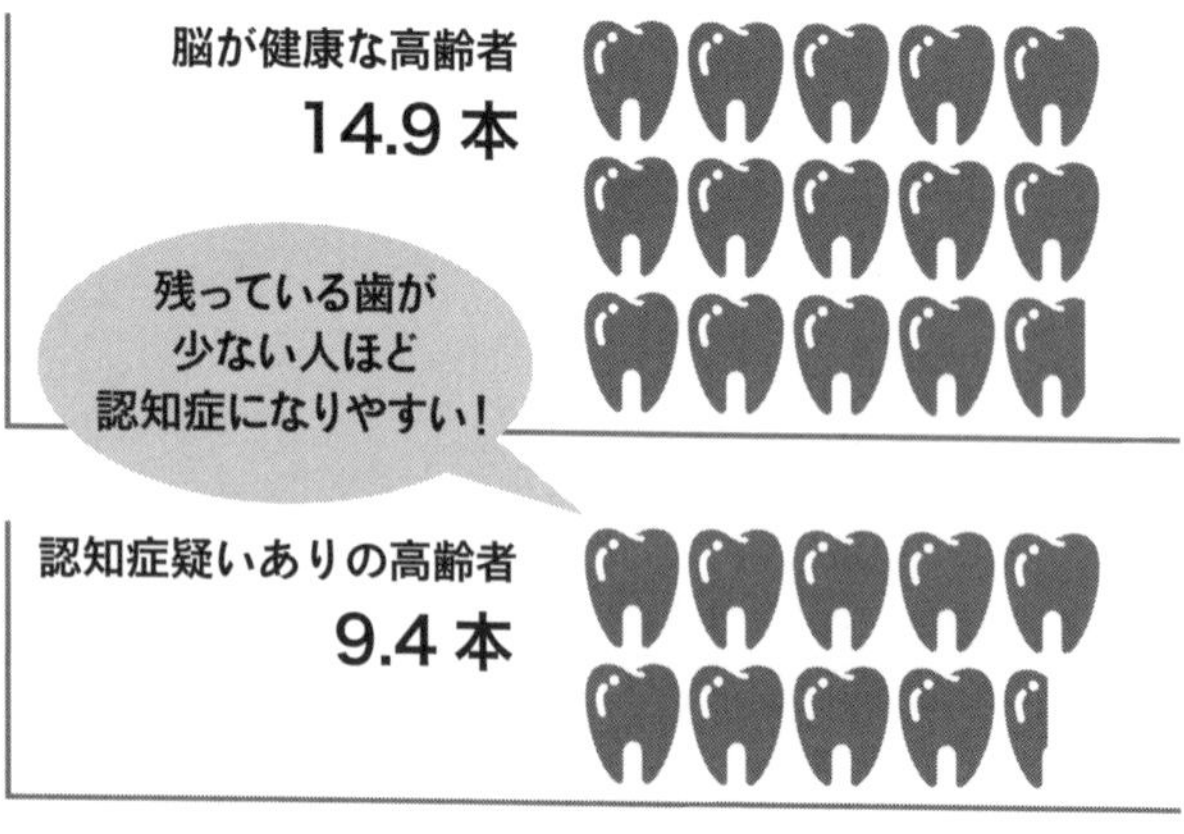

かったのです。

クリニックの75歳以上の外来患者さんの総入れ歯率は、25%。

一方、厚生労働省が発表した75歳以上の方の総入れ歯率は、18・24%です。比べると、クリニックの認知症患者さんの総入れ歯率は、一般の方より6%以上も高くなっています。これは医学的に見て、とても高い数字です。

この結果からも、歯がないと認知症になりやすいことがおわかりいただけると思います。


このことを裏付けるようなデータもあります。

名古屋大学大学院医学系研究科の上田実教授が行った調査によると、アルツハイマー型認知症の高齢者は、健康な高齢者に比べて、**残っている歯の本数が平均して3分の1しかなかったと言います。**また、歯がないにもかかわらず入れ歯などの補助的な歯を使用していない率が高く、健康な高齢者の半分ほどしかいなかったのです。

さらに、アルツハイマー型認知症の高齢者は、健康な高齢者より、20年も早く歯を失っていたことも明らかになりました。上田教授は、**歯が早く失われ、しかも治療もせずに放置しておくと、アルツハイマー型認知症の発症リスクが、健康な人の３倍になると結論づけています。**

加えて、この研究では、**すでにアルツハイマー型認知症を発症している高齢者に関して、失った歯の本数が多い人ほど脳の萎縮度が高いという画像診断結果が出ました。つまり、歯がないとアルツハイマー型認知症を発症しやすいだけでなく、進行しやすいことも明らかになったのです。**

だとすれば、これから私たちがすべきことは明らかです。

歯をしっかり温存するような歯のケアを心がければよいのです。

若いころと同じ歯のケアが、脳寿命を縮めている？

脳を活性化し若返らせるには、歯をしっかり温存するための歯のケアを行えばよい。こう言われたあなたは、もしかして次のように思いませんでしたか？

「ふーん、それなら自分は歯みがきを1日3回しているから大丈夫だな」

「自分はほとんどむし歯がない。つまり、きちんとケアしてるってことだから、この調子なら問題ないな」

いえいえ、待ってください。今までのやり方で大丈夫だったのは、これまでの話。

実は、歳をとると、口の中の環境が変わって、ある細菌が増えやすくなります。それが歯周病菌です。

歯周病は、歯周病菌の感染によって起こる「歯茎の炎症」です。ごく軽い炎症から始まるので痛みもなく、ほとんど自覚できません。そのまま静かに進行し、違和感に気づいて歯科医院に行くころには、すでに歯茎も歯根もボロボロになっていることがよくあります。そうなると、歯医者さんも抜歯するしかありません。

歯がなくなれば脳血流が減って認知症リスクが高まることは、先ほどお伝えしたとおりです。**歯周病は脳を老化させる大きな原因なのです。**

この歯周病は日本人の大人のほとんどが患っている、いわば国民病。

その発症率は35歳前後から上がってい

日本人の年齢別の歯周病有病率

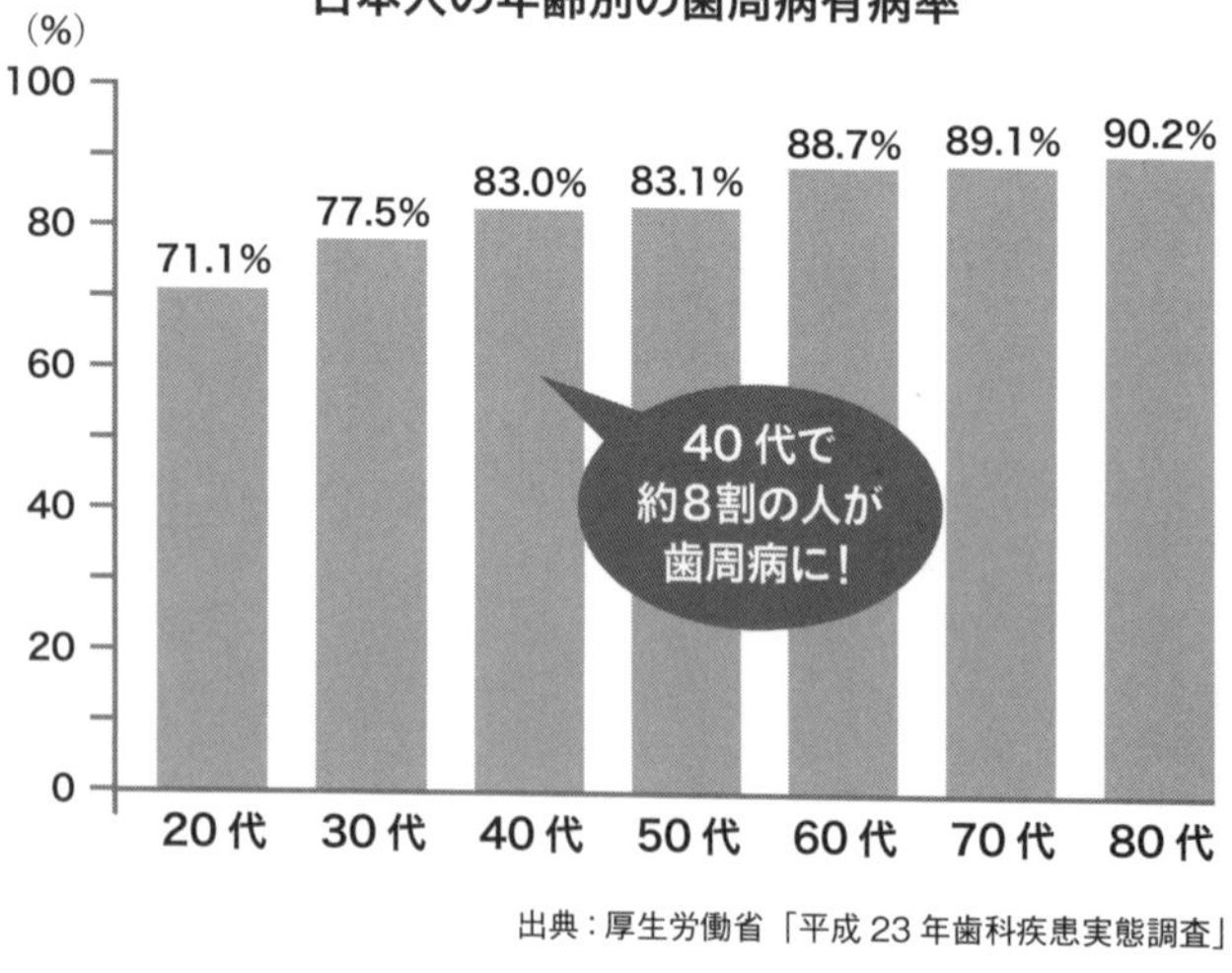

出典：厚生労働省「平成23年歯科疾患実態調査」

き、40代になるころには、なんと8割もの人が進行に差はありますが歯周病を発症します。

実は、若い人の口の中にも歯周病菌はたくさんいるのです。それなのに、35歳前後から発症率が増えていくのは、このころから加齢により免疫力が低下するせいだとする説があります。若いころは歯周病菌で歯茎に軽い炎症が起こってもたちまち治っていたのに、免疫力が落ちたせいで修復のスピードが追いつかず、歯周病が進行するというわけです。

だとすれば、若いときと同じ歯のケアをしていたのでは、たちまち歯周病を発症することになります。事実、むし歯がなかったり、歯みがきに自信があったりする人ほど、「自分は大丈夫」と過信して歯科検診を怠り、歯周病を進行させてしまうことが多いのです。

歯周病は、風邪などと違って自然治癒しませんから、脳の老化を防ぎ、イキイキとした脳の状態を保ちたいなら、**35歳からは、歯のケアをこれまでと変えなければ**

いけません。
あなたがこの本を手にした今が、そのタイミングなのです。

歯のケアを変えれば、生涯医療費が1千万円以上安くなる！

今すぐあなたに歯のケアを意識していただきたい理由が、他にもあります。
それは、**歯のケア次第で、生涯医療費が1千万円以上も安くなる可能性があるからです。**

日本歯科医師協会が、全国の40歳以上、約1万9000人を対象に行った調査では、残っている歯の数が20本以上ある人は、0〜4本の人よりも、**年間の医療費が平均で17万5900円も低いという結果が出ました。**

この金額を1日あたりに換算すると、17万5600円÷365日＝約482円となります。つまり、歯を20本以上キープする歯のケアを続けるだけで、毎日約500円もの医療費を得することになるのです。

ところで、なぜ歯の数で、生涯医療費にこれほどまで差が出るのでしょう？

実は、残っている歯の数が多い人は、認知症リスクが下がるだけでなく、全身疾患リスクも下がるのです。

これについては次の章で詳しく説明しますが、大人が歯を失う主な原因である歯周病が、さまざまな病気の発症率を高めていることが、日本臨床歯周病学会や米国国民健康栄養調査（NHANES）などの報告で明らかになっています。

その発症や悪化に、歯周病が関わっていると考えられる主な病気には、

・アルツハイマー型認知症

・血管性認知症

- **誤嚥性肺炎**
- **糖尿病**
- **動脈硬化**
- **脳梗塞**
- **心筋梗塞**

などが挙げられます。

正しい歯のケアを身につけると、これだけの病気が予防・改善できるわけです。

この先、私たちの寿命は延び続け、2050年には、日本の100歳以上の人口が100万人を突破すると推計されています。

もしあなたが100歳まで生きるとし

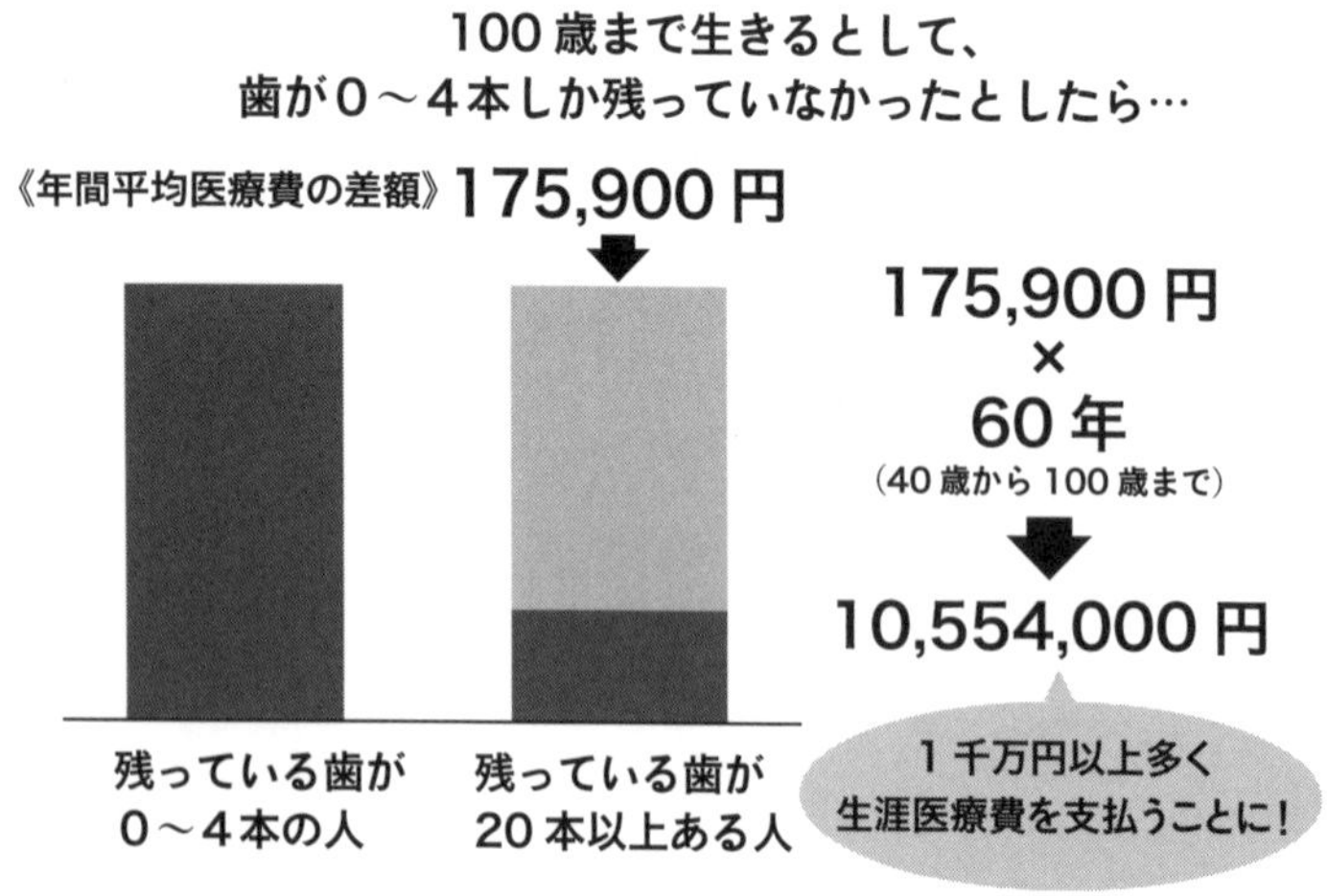
100歳まで生きるとして、
歯が0～4本しか残っていなかったとしたら…
《年間平均医療費の差額》175,900円
175,900円
×
60年
(40歳から100歳まで)
10,554,000円
1千万円以上多く
生涯医療費を支払うことに!
残っている歯が
0～4本の人
残っている歯が
20本以上ある人

て、そのとき歯が0～4本しか残っていないとしましょう。先ほどのデータをもとに、歯周病患者が増えはじめる40歳以上から100歳までの60年間分の医科医療費の差額を計算すると、年間平均医療費17万5900円×60年＝1千55万4000円となります。

つまり、残りの歯が20本以上ある人に比べて、1千万円以上も多く生涯医療費を支払わなければいけないことになるのです。

もしこの1千万円を支払わずに済めば、老後のお金の不安はずいぶん減るのではないでしょうか。このことを知ったあなたには1千万円分の損をしないようにしていただきたいのです。

脳の老化を防ぐ歯のケアで得られる7大効果

さてここで、正しい歯のケアをすることで得られる効果を、改めてまとめてみましょう。ポイントをおさえた歯のケアには、次のような7つの効果が期待できます。

① 脳が活性化して、ヤル気や記憶力が高まる！

「口」は、大脳の支配領域のうち、3分の1以上を占めています。正しい歯のケアで口の中を刺激したり、温存した歯を使ってよく噛んだりすることで、脳を活性化して、ヤル気や記憶力を高めることができます。

② 認知症や全身疾患を予防、「健康寿命」が延びる！

歯周病が原因となってさまざまな全身疾患を引き起こします。しかし、正しい歯のケアで歯周病菌を減らすことで、**認知症、誤嚥性肺炎、糖尿病、動脈硬化（脳梗塞、心筋梗塞）を始めとする全身疾患を予防することができます。**

③ 生涯医療費が、大幅に安くなる！

歯をたくさん残し、歯周病を予防することで、全身疾患リスクが低下します。そのため、**正しい歯のケアを続けると、生涯医療費が大幅に安くなります。**

④ 口臭を抑えられる！

人間関係をも左右することがある、くさい「口臭」。**正しい歯のケアを行えば、口臭を抑えることができます。**

⑤ 何歳になっても、好きな料理が食べられる！

正しい歯のケアで、多くの歯を温存すれば、いくつになっても自分の歯で好きなものを食べられます。好きな料理を食べられることは大きな喜びであり、人生が豊かになります。また、**好きなものをたくさん食べることで必然的に嚙む回数が増えて、脳が活性化します。**

⑥ 寝たきりを予防できる！

高齢者が寝たきりになるきっかけとして多いのが、転倒による骨折です。62歳以上の住民を調べたスウェーデンの調査では、中等度以上の歯周病があると、大腿骨頸部や手の骨折リスクが2・1倍になるという結果が出ています。しかし、正しい歯のケアでたくさんの歯を温存しておくと、転倒しそうになったときに、**奥歯を噛みしめることで踏ん張りがきき、転倒しにくくなります。**

⑦孤独に陥らない！

歯を失うと、人前で口を開けることが嫌になったり、入れ歯があわずに言葉が不明瞭になったりすることで、**人とのコミュニケーションを避けて、孤独になっていく人もいます。**正しい歯みがきで、多くの歯を温存できれば、いくつになっても人との楽しいコミュニケーションを続けることができます。

やってみよう！　脳寿命チェックリスト

歯のケアだけでこれだけの効果が期待できるなんて、こんなにありがたいことは、なかなかないんじゃないでしょうか。

しかし、何度もお伝えしているように、今までのようなやり方でただ歯をみがくだけではダメ。正しいポイントをおさえたケアで歯を守らなければ、脳の老化を防ぐことはできません。

こうなると、自分の歯のケアは大丈夫なのか、気になりますよね。

次に、あなたがしっかりとした歯のケアができているかどうかを確認するための、チェックリストを用意しました。

ひとつでもチェックが入れば、あなたの脳の寿命は短くなり始めている可能性があります。

脳寿命チェックリスト

- □ 35歳以上である
- □ 朝起きたときに、口の中がネバネバする
- □ 口臭がある
- □ 1回の歯みがきは3分以下
- □ 歯みがきをするとき、歯間ブラシやデンタルフロスを使わない
- □ 歯をみがくと出血することがある
- □ 抜けたままにしている歯、治療をせず放置している歯がある
- □ 1年以上、歯科を受診していない

いかがでしょうか？

ひとつどころか、いくつもチェックがついた人も、かなりいるのではないかと思います。


でも、大丈夫です。

本書で、ポイントをおさえた正しいテクニックを実践して歯を守れば、脳の老化を防ぎ、脳を若返らせることができます。そのうえ、さまざまな全身疾患を予防することも可能です。

次の第2章では、歯を守ることで、どんな病気を予防することができるのか、もう少し詳しく見ていきましょう！

第2章

これだけある！歯と病気の関係

認知症だけじゃない！
口腔内細菌がもたらすさまざまな病気とは

第1章の最後でトライしていただいた「脳寿命チェックリスト」（60ページ）。あなたはいくつチェックがついたでしょう？ **ひとつでもチェックがついた方は、口腔状態の悪化による脳の老化が始まっている可能性があります。**

なぜなら、**歯抜けの原因となる「歯周病」の兆《きざ》しが、すでに見えているからです。**

歯周病で歯が抜けると、噛むことで脳血流をアップして、脳を元気に保つことが難しくなります。すると、認知症を発症しやすくなるのです。

それだけではありません。口腔内細菌の一種である歯周病菌が、さまざまな全身疾患を引き起こす原因になることもわかっています。

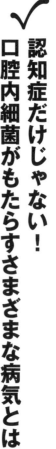

この章では、口腔状態の悪化がもたらすさまざまな病気についてお伝えしていきます。

病気①「歯周病」

◉歯抜け、そして認知症の原因になる歯周病

口腔状態の悪化がもたらす病気と言えば、代表的なのが「歯周病」です。
勘のよい方はもうおわかりかと思いますが、前述した「脳寿命チェックリスト」は、「歯周病チェックリスト」でもあります。

大人が歯を失う原因の第1位は、むし歯ではなく、歯周病です。

歯を失えば、脳に送られる脳血流が減り、刺激が減って、認知症を引き起こす原因になります。つまり、脳の老化が加速するのです。

それを避けるためには、まずは歯みがきで口の中を清潔にして、歯周病菌を徹底的

に減らす必要があります。

歯周病は、歯周病菌の感染によって引き起こされる、口の中の炎症性疾患です。

歯みがきが不十分で、「歯」と「歯肉（歯茎）」の境目の清掃が行き届かない状態でいると、そこに食べカスや歯周病菌を始めとする細菌のかたまりが溜まって、歯肉のふちが炎症を起こして、赤くなったり腫れたり出血したりします。

「歯」と「歯肉」の境目には、通常1～2㎜程度の深さの溝があるのですが、歯肉のふちの炎症がひどくなると、この溝がどんどん深くなり、**4㎜以上の深さになると「歯周ポケット」と呼ばれるようになります。**

歯周ポケットが深くなればなるほど、そこに食べカスや細菌のかたまりが溜まりやすくなります。その結果、歯肉の炎症がひどくなります。歯をみがいただけで出血するのは、炎症が悪化して歯肉がもろくなっているからなのです。やがては歯を支える土台の歯槽骨が溶けて、歯がグラグラと動くようになります。放っておくと、**最終的には抜歯をしなければいけなくなるのです。**

このように、歯のケアを正しく行わないと、歯周ポケットが深くなり、炎症がどんどんひどくなっていきます。炎症を引き起こすのが、細菌のかたまりである「プラーク（歯垢《しこう》）」です。

◉プラーク中の細菌数は、肛門よりも多い

プラークは、食事後に口の中に残る食べカスではありません。口の中で増殖した歯周病菌やむし歯菌などの微生物のかた

健康な歯肉と、歯周病の歯肉

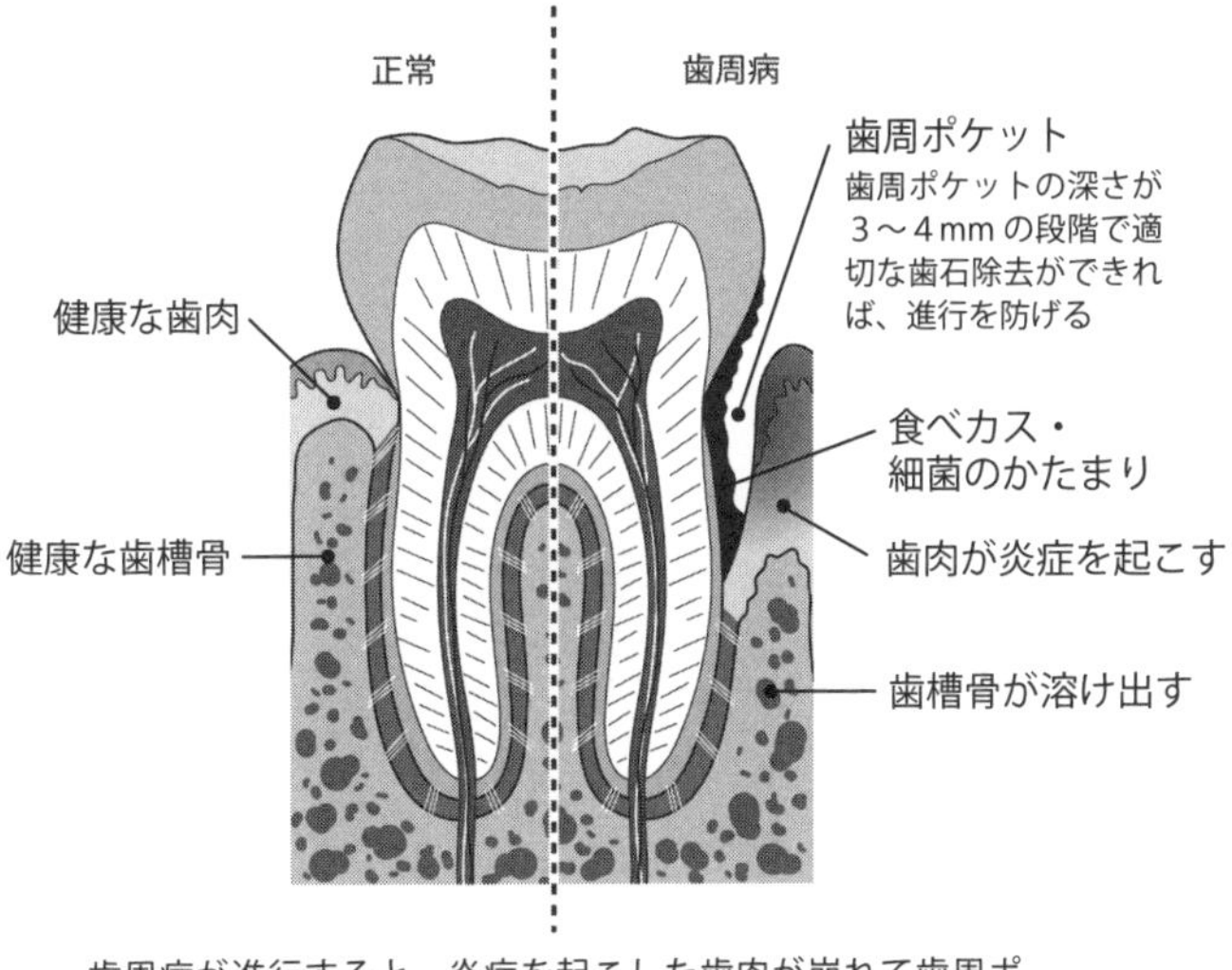

歯周病が進行すると、炎症を起こした歯肉が崩れて歯周ポケットが深くなり、歯槽骨も溶けて歯がグラつくようになる。

まりです。

もし今、まわりに誰もいなければ、自分の歯の根元を、爪でこすってみてください。白っぽいネバネバしたものが取れませんか？　これは食べカスではなくプラークです。もともと、口の中には、１００億の細菌がいると言われています。**この数は、肛門にいる細菌の数より多いそうで、歯のケアが不十分で口の衛生状態が悪い人の場合は１兆を超えるそうです。**

ちなみに、わずか1㎎のプラークの中に、多い人ではなんと数兆もの細菌が潜んでいます。これは肛門にいる細菌の数どころではありません。かなり恐ろしい数字ではないでしょうか。

◉食後8時間でできるプラークは、24時間で歯石になる

歯周病菌やむし歯菌などの細菌は、口の中の食べカスをエサにして増殖します。食後４〜８時間程度でネバネバとした粘液を出すプラークとなりますが、そのまま放置するとさらにすごい勢いで増殖し、約24時間後には石灰化して「歯石」となります。

プラークは日本語では「歯垢（歯の垢《あか》）」と言いますが、この「垢」から水気が抜けて、硬い「石」になるわけです。

ネバネバしたプラークは歯みがきで落とすことができますが、硬い歯石は歯みがきではとることができません。

また、歯石の表面は、歯の表面よりザラザラしてひっかかりがあるため、歯よりもずっとプラークが溜まりやすくなります。つまり、歯石が溜まると、より歯周病になりやすくなるのです。

◉歯周病が起こす口の中「ボヤ」が、全身に飛び火する

プラークが溜まって歯周病が進行すると、歯肉が赤く腫れてきます。本来、健康な歯肉というのはピンク色をしているのですが、歯周病患者の歯肉はいつも真っ赤です。

これは、歯肉に軽度の炎症——つまり「ボヤ」——が常にあるということです。

ボヤを消さずに放置したら、どうなるでしょう？　当然、さまざまなところに飛び

火しますよね。

人間の体内でも、同じことが言えます。口の中のボヤが脳に飛び火すれば認知症に、心臓に飛び火すれば心筋梗塞を引き起こします。

ですから、歯周病予防のために、歯石になる前に、プラークを落とす歯みがきをする必要があるのです。

次の章でご紹介する脳の老化を防ぐ歯のケアでは、このプラークを落とすことが、重要なポイントのひとつになります。

✓ 病気② 「アルツハイマー病」

◉ 歯周病になると、脳にゴミが溜まる！

ここからは、口の中のボヤである歯周病が、全身にどんな病気をもたらすかを見ていきましょう。

まずは、認知症です。

歯周病を引き起こす歯周病菌が、アルツハイマー型認知症の原因となることがわかっています。

歯周病菌が出す毒素によって歯肉などに炎症が起きると、**血液中に炎症物質「サイトカイン」が流れ込みます。**このサイトカインが血液に運ばれて脳に流れ込むと、「アミロイドβ《ベータ》」というタンパク質が脳の中で増えるのですが、これが「脳のゴミ」と呼ばれるものです。

アミロイドβは、脳内で記憶を司る「海馬《かいば》」を中心に少しずつ溜まっていきます。溜まったゴミに圧迫されて、徐々に脳細胞が死滅。どんどん記憶力が低下していきます。これがアルツハイマー型認知症の発生・悪化メカニズムだと考えられています。**つまり、歯周病になると、脳にゴミが溜まって、アルツハイマー型認知症の発症・悪化リスクが高まるのです。**

悪化リスクがどれくらい高まるのかを調べた研究があります。名古屋市立大学大学院の道川誠教授らが行ったマウスを使った実験によると、アルツハイマー病のマウスと、アルツハイマー病でさらに歯周病菌に感染させたマウスを比べた結果、約4か月後には、歯周病菌に感染させたマウスの海馬に沈着したアミロイドβは、なんと面積で約2・5倍、量で約1・5倍に増えていたそうです。

⦿脳のゴミ「アミロイドβ」と、アルツハイマー病の関係

ちなみに、アミロイドβが脳内に溜まって認知症を発症するまでには、25年ほどかかると言われています。

厚生労働省の歯科疾患実態調査では、歯周病を発症する人の年齢のピークは45～54歳とされているのですが、ここに25年を足すと、アルツハイマー型認知症患者が急増する70代という年齢層とぴったり重なるのです。

このことからも、歯周病とアルツハイマー病の関わりが推測されます。

また、米フロリダ大学のLakshmyya Kesavalu（ラクシュミヤ・クサヴァル）氏などの研究グループが、アルツハイマー型認知症で亡くなった人の脳を調べたところ、歯周病の原因菌のリーダー格であるプロフィロモナス・ジンジバリス菌が出す毒素、リポポリサッカライド（LPS）が高頻度で検出されました。一方、アルツハイマー型認知症を発症していない人の脳からは、LPSは検出されていません。歯周病がアルツハイマー型認知症に影響を及ぼしていることがはっきりとわかったのです。

◉歯を守れば、脳のゴミは押し流せる！

歯周病にかかっている期間が長ければ長いほど、脳に溜まる脳のゴミの量は増えていると考えられます。

だとすれば、すでに脳のゴミが溜まり始めていると思われる歯周病患者は、認知症予防に関して、もう手遅れなのでしょうか？

いいえ、そんなことはありません。

なぜなら、すでに溜まりつつある脳のゴミさえも、正しい歯のケアを行うことで、減らすことができるからです。

歯のケアで脳のゴミを減らすメカニズムには、次の2通りがあります。

ひとつは、歯みがきなどで、歯周病菌を徹底的に減らすこと。**歯周病菌を減らせば、脳のゴミ・アミロイドβの発生そのものを抑えることができます。**

もうひとつは、正しい歯みがきで歯周病を予防して、たくさんの歯を温存すること。高齢者になってもたくさんの歯を残せれば、**噛むことで歯の根元にある歯根膜のポンプをプッシュして、勢いよくどんどん脳に血液を送り込み、脳内のアミロイドβを押し流すことができます。**

歯で噛むことで、アミロイドβが少なくなることを裏付けるデータもあります。

広島大学の研究チームが、よく物を噛むことができるマウスと、もともと歯がなく柔らかい物しか食べられないマウスを比較しました。すると、**歯のないマウスのほうには大脳皮質にアミロイドβが沈着し、さらに、記憶や学習能力に関わる「海**

馬」の細胞数が少なくなっていたことがわかりました。歯がないために、脳血流を増やしてアミロイドβを押し流すことができずに、認知症を発症したと思われます。

◉歯と認知症の関係をいち早く描いた『恍惚《こうこつ》の人』

少し話は逸れますが、作家の有吉佐和子さんがお書きになった『恍惚の人』（新潮社）という小説をご存じですか？　映画化もされたこの作品は、昭和47年に出版されると大きな社会的反響を呼び、140万部を売り上げるベストセラーとなりました。

題名になっている「恍惚の人」とは、主人公の義父である認知症の高齢男性を指しています。この義父が、若いころから総入れ歯であり、ずっと入れ歯の噛み合わせを気にして生きてきた人で、何度も歯科を替えては入れ歯をつくりなおし、さらには、入れ歯を自作するまでになります。けれど何度つくっても満足するものができず、そうこうしているうちに「恍惚の人」となるのです。

有吉さんが小説を書かれた当時は、まだ「歯」と「脳」の関係などは明らかにされていなかったはずですが、おそらく、念入りな取材などでその関連に気づかれたのでしょう。

作中には、義父が総入れ歯になった具体的な理由は書かれていませんが、若いころから総入れ歯だったということは、病状がかなり進行するまで自覚症状に乏しい歯周病が原因で歯が一気にごっそり抜けた可能性が高いのではないでしょうか。


ちなみに、私のクリニックの認知症患者さんの25％が歯が0本の総入れ歯でしたが、その中には50〜60代という非常に早い時期に総入れ歯になった方もいました。

その方たちは皆、「歯医者さんに行ったら、いきなり歯を抜かれてしまった」と口を揃えておっしゃいます。

むし歯などで痛みがあれば、我慢できずにもっと早く歯科に行ったでしょう。歯を抜かれるにいたるまでまったく自覚症状がなかったということは、抜かれた原因は、やはり歯周病だったのだと思います。


このことからも、35歳を過ぎたら脳の老化を防ぐための歯のケアを徹底して行う必要があることが、よくわかりますよね。

病気③「糖尿病」

◉歯周病菌が、糖尿病を引き寄せる

歯周病が引き起こすのは、アルツハイマー型認知症だけではありません。

近年、歯周病がさまざまな全身疾患を引き起こすきっかけになることがわかっています。

例えば、「糖尿病」です。

糖尿病は、すい臓から分泌されるホルモン「インスリン」の働きが阻害される病気です。インスリンが正常に働かないと、血液中の栄養（ブドウ糖）を全身の細胞にうまく取り込めなくなります。

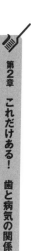

血液中のブドウ糖を「血糖」と言いますが、糖尿病になると、血液中のブドウ糖を処理しきれなくなって、血糖値が上がります。

血糖値が上がった状態が長期間続くと、全身の血管に負荷がかかってボロボロになり、やがては網膜、腎臓、足の毛細血管、大動脈などに障害を引き起こします。最悪の場合、失明したり、腎不全が起きて人工透析が必要になったり、足に潰瘍《かいよう》や壊疽《えそ》が起こって切断が必要になることさえあります。

脳の血管がボロボロになると、血管性認知症の原因になる場合もあります。

進行すると非常に恐ろしい糖尿病ですが、これに歯周病が関連していることが明らかになっています。

歯周病菌が出す毒素の影響でつくられる炎症物質「サイトカイン」が血管を通じて全身に放出されると、インスリンが効きにくくなって、糖尿病が発症・進行しやすくなるのです。

◉歯周病患者は2倍、糖尿病になりやすい

この事実を裏付ける、次のような調査報告があります。

米国国民健康栄養調査（NHANES）によると、歯周病患者が糖尿病になる率は、歯周病でない人の約2倍とされています。

この調査によると、歯周病患者は、糖尿病と診断されるほどの高血糖ではなくても、平均血糖値が高い人が多いことも明らかになりました。

これは、今は糖尿病を発症していなくても、歯周病であれば「糖尿病予備軍」の可能性が高いということです。

このことは、逆向きのデータからも明らかになっています。

東京医科歯科大学大学院医歯学総合研究科の和泉雄一教授の報告によると、歯周病にかかっている糖尿病患者に対して、歯科医が歯石除去と歯のブラッシング指導をしたところ、平均血糖値が低下したと言います。

つまり、歯周病の原因となる歯石やプラークを落とすと、糖尿病リスクが下がるこ

とがわかったのです。

歯周病と糖尿病の関連性は、医療界に徐々に浸透しはじめています。近年では、「医科」と「歯科」が連携して患者の治療にあたる「医科歯科連携」を始めた医療機関も少しずつ増えてきました。

私のクリニックもその一例ですし、大学病院などでは、糖尿病患者の口腔ケアを続けることで、糖尿病の悪化を防ぐ対策をとっているところもあります。

√病気④「脳卒中」

◎要介護リスク第1位。「脳卒中」も歯周病がきっかけ

歯周病が引き起こす全身疾患には、「脳血管疾患（脳卒中）」もあります。簡単に言えば、脳の血管が詰まったり切れたりすることです。

日本歯科大学附属病院口腔リハビリテーション多摩クリニックの菊谷武院長らの報告によると、「脳卒中で入院した患者」「それ以外の入院患者」「健康な人」の3グループで歯周病検査を行ったところ、**脳卒中で入院した患者の歯周ポケットが他の2グループより深く、歯周病がより重度だったと言います。つまり、歯周病が脳卒中リスクを高めていると考えられるわけです。**

なぜ歯周病が脳卒中リスクを高めるのでしょう?

その理由は、やはり炎症物質「サイトカイン」にあります。

先ほどから何度かお伝えしていますが、歯周病菌が出す毒素の影響で、私たちの歯肉付近でサイトカインがつくられます。この炎症物質が血管に入りこみ、血流に乗って全身を巡ると、全身の血管内のあちこちで炎症が起こります。

炎症がひどくなると、動脈の内壁が厚く硬くなって、血管が詰まりやすくなったり切れやすくなったりします。これがいわゆる「動脈硬化」です。動脈硬化が進行して脳の血管がボロボロになると、脳卒中が起こりやすくなるのです。

ちなみに、脳の血管が詰まれば「脳梗塞」、脳の血管が破れて出血すると「脳出血」です。

これらの脳卒中は、日本人の要介護状態を引き起こす原因の第1位となっています。脳血管のトラブルから、顔面や手足の麻痺が引き起こされることもあるからです。

日本臨床歯周病学会によると、歯周病の人は、そうでない人と比べて、2・8倍も脳梗塞になりやすいそうです。歯周病を放置すると、それがきっかけとなって、要介護状態に陥る可能性もあるわけです。

✓病気⑤「心筋梗塞」

◉歯周病の炎症が、心臓の血管にも飛び火する

また、歯周病菌が原因で「心疾患」にかかりやすくなることもわかっています。い

わゆる「心筋梗塞」が、その代表です。

心筋梗塞の主な原因は、心臓をとりまく冠動脈が動脈硬化を起こすことです。動脈硬化を起こす一因は、脳卒中の場合と同じで、歯周病菌の影響でつくられる炎症物質が心臓に流れ込むことにあります。その結果、冠動脈が傷んでボロボロになるのです。

公益社団法人日本歯科衛生士会によれば、歯周病患者は、心筋梗塞を含む心血管疾患の発症リスクが1・15〜1・24倍も高まると言われています。

歯周病とは、言葉を換えて説明すれば、慢性炎症疾患です。口の中で慢性的に起きている炎症が、脳の血管に飛び火すれば脳血管疾患、心臓の血管に飛び火すれば心疾患の原因になります。慢性炎症疾患である歯周病は、血管を通じて、常に全身に炎症をまき散らしています。このことが認知症や全身疾患のリスクを高めているのです。

また、歯周病患者は、感染性心内膜炎にもかかりやすくなります。これは、血流に入った歯周病菌などの口腔内細菌が心臓の弁などにくっつき炎症を起こす感染症です。

公益財団法人８０２０推進財団によると、ラットの心疾患モデル実験では、プラークに含まれる細菌の一種であるレンサ球菌はほぼ１００％の確率で、心臓の内膜などに感染するそうです。

歯みがきなどのケアにより、歯周病菌やむし歯菌、レンサ球菌などを減らさなければ、かなりの高確率で感染性心内膜炎を患うことになります。

✓病気⑥ 「誤嚥性肺炎」

◉死亡原因・第3位。「肺炎」も口腔内細菌が原因!?

今や、日本人の死亡原因の第3位となった「肺炎」（1位は「がん」、2位は「心疾患」）。

厚生労働省が行った２０１０年度の人口動態統計によると、この肺炎による死亡者のうち96・6％が、65歳以上の高齢者でした。

そして、高齢者が発症する肺炎の約70％以上が、「誤嚥性肺炎」であると言われています。

実は歯周病は、誤嚥性肺炎の発症リスクを高めることもわかっているのです。

本来は口から食道へ入るべきものが、誤って気管に入ってしまうことを「誤嚥」と言います。誤嚥により、食べ物や唾液中の口腔内細菌が気道から肺に入った結果、肺が炎症を起こすことがあります。これが「誤嚥性肺炎」です。

誤嚥の多くは、飲み込む力の低下によって起こります。特に高齢者は、睡眠時など、知らないうちに唾液を誤飲していることが多く、**その際に歯周病菌などの口腔内細菌が多いと、肺炎を起こしやすくなるのです。**

実際に誤嚥性肺炎を起こした人から歯周病菌が多く見つかっているケースが多いため、今では歯周病菌が誤嚥性肺炎の重大な原因の一つと考えられています。

私は認知症患者さんの在宅での看取りも行っていますが、寝たきりの末に亡くなる方のほとんどは、これが原因です。

医学博士であり日本老年歯科医学会指導医である米山武義氏らの研究などから、高齢者に歯のケアを行い、歯周病などの口腔内細菌を減らすことで、誤嚥性肺炎の発症率が下がることが報告されています。

病気⑦「口臭」

◉歯周病患者の口臭は、法規制レベル！

初期段階では自覚症状に乏しい歯周病ですが、ある程度進行すると、いくつかの特徴が現れるようになります。そのひとつが「口臭」です。

歯周病を発症している人は、その口から、腐敗臭がします。これは「メチルメルカプタン」という原因物質が放つニオイです。

口の中から、生臭いような、魚や野菜が腐ったようなニオイがしていたら、歯周病を発症している可能性があります。

このメチルメルカプタンは、卵の腐ったようなにおいとされる硫化水素よりも、さらに臭気が強烈で、環境省が定めている「大気汚染防止法」「悪臭防止法」でも規制されているほどです。

◉「おじいちゃん、お口くさい！」は歯周病が原因？

強すぎる口臭は、人間関係にまで影響を及ぼすことがあります。

かつて「おじいちゃん、お口くさい！」という入れ歯洗浄剤のテレビＣＭがあったのを覚えていますか？　あのＣＭでは、口臭の原因は入れ歯の汚れであると設定されていました。

実際のところ、「口臭」には、食べたものだったり、ホルモンの変化だったり、内臓疾患だったりとさまざまな原因があります。ですが、原因の８割は歯周病によるものだというデータもあります。

高齢者の口臭というのは、入れ歯のせいでも加齢臭でもなく、歯周病に原因がある可能性は非常に高いと思います。

私のクリニックの84歳の男性患者、Eさんのお孫さんは、以前はEさんと一緒に車に乗るのを嫌がっていました。車内にこもるEさんのニオイがとても不快だったそうです。

加齢臭だと思ってあきらめていたそうですが、Eさんが月1回、歯科衛生士さんによるケアを受けるようになると、このニオイはすっかりなくなりました。加齢臭だと思っていたものも、実は口臭だったのです。今ではお孫さんが、Eさんとの同乗を嫌がることはなくなりました。

◉医療現場で気づいた「口臭＝寝たきりのニオイ」という事実

ちなみに、私のクリニックでは、開業当初から、訪問診療も行っています。その際は、業務提携している歯科衛生士さんにも必ず入ってもらってきました。ところで、寝たきりの認知症患者さんがいるお宅には、決まって独特のニオイがあるのをご存じですか？

ご家族の方が頑張って、患者さんの排泄物を始末して部屋を清潔にしても、患者さんの体を洗っても、なぜかこのニオイだけは消えません。

けれど、歯科衛生士さんが患者さんの口腔ケアを行うと、このニオイがたちどころに消えました。

つまり、寝たきりの患者さん特有のニオイとは、「口臭」だったのです。

実はこの、「口臭＝寝たきりのニオイ」という気づきが、私が「歯」と「脳」の関連性を意識するようになったきっかけでした。

前述したとおり、「口臭」の原因の8割は歯周病によるものと言われています。

その後、色々な医療データを調べていくうちに、「口臭＝寝たきりのニオイ」という訪問診療の現場で得た感触が、本当に正しかったことがわかりました。

✓「歳《とし》だから歯が抜けて当たり前」が全身疾患を引き起こす

◉歯の健康寿命が追いついていない長寿国・日本

「でも、歳をとったら歯が抜けるなんて、それは自然だし、当たり前のことなんじゃないの？」

もしあなたがそう思っているなら、非常に危険です。

これまでに繰り返し説明してきたように、根元がグラついて歯が抜けるのは、歯周病にかかっているからなのです。

日本の場合、「歯医者さんは、歯に痛みが出てから行くところ」「不具合が出てから行くところ」という意識が一般に根づいています。**つまり、歯科には「治療」のために通うわけです。**

私のクリニックの患者さんたちに聞いても、やはり歯が痛くならなければ歯科に行かない人が多いようです。

しかし、スウェーデンやアメリカなどの口腔衛生先進国は違います。歯科受診の中心は、歯のクリーニングやみがき方指導といったメンテナンスです。ですから、**こうした国の人々は、歯が痛くなくても歯科に行きます。治療ではなく「予防」のために行くのです。**

この違いが、次の2012年の厚生労働省国民健康白書統計にある、80歳以上で残っている歯の数の平均に反映されています。

(国名)	(平均残存歯数)
スウェーデン	20本
アメリカ	13本
日本	9・8本

ご覧のように、スウェーデンと日本では倍以上違います。

日本には、「歳をとったら、歯を失うのが当たり前」と思っている人が多いですが、スウェーデンなどの結果を見れば、予防を心がけることで、歳をとってもたくさんの歯を残せることがわかります。

日本は世界に冠たる長寿国であり、２０１２年の平均寿命は、女性が86・41歳（世界1位）、男性が79・94歳（世界5位）でした。

しかし、80歳になったころには平均して10本程度しか歯が残っていないわけです。

80歳以上で残っている歯の数の平均

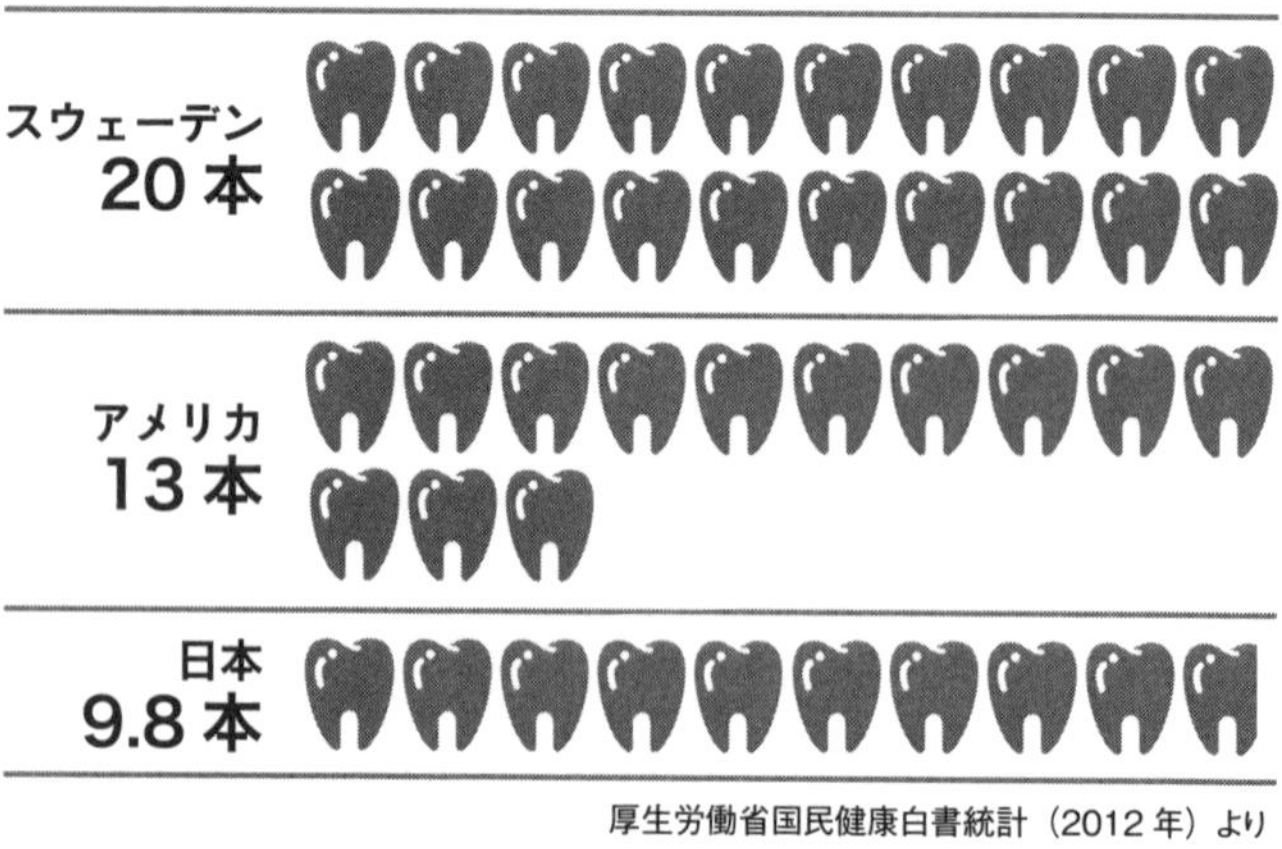

厚生労働省国民健康白書統計（2012年）より

郵 便 は が き

料金受取人払郵便

麹町局承認

5200

差出有効期間
2020年2月29日
まで

102-8790

226

東京都千代田区麹町4-1-4
西脇ビル

㈱かんき出版
読者カード係行

フリガナ ご氏名	性別　男・女 年齢　　　歳
フリガナ ご住所　〒 TEL　　　（　　　）	
メールアドレス □かんき出版のメールマガジンをうけとる	
ご職業 1. 会社員（管理職・営業職・技術職・事務職・その他）　2. 公務員 3. 教育・研究者　4. 医療・福祉　5. 経営者　6. サービス業　7. 自営業 8. 主婦　9. 自由業　10. 学生（小・中・高・大・その他）　11. その他	

★ご記入いただいた情報は、企画の参考、商品情報の案内の目的にのみ使用するもので、他の目的で使用することはありません。

★いただいたご感想は、弊社販促物に匿名で使用させていただくことがあります。　□**許可しない**

ご購読ありがとうございました。今後の出版企画の参考にさせていただきますので、ぜひご意見をお聞かせください。なお、ご返信いただいた方の中から、抽選で毎月５名様に図書カード（1000円分）を差し上げます。

サイトでも受付中です！　https://kanki-pub.co.jp/pages/kansou

書籍名

①本書を何でお知りになりましたか。

- 書店で見て　• 知人のすすめ　• 新聞広告（日経・読売・朝日・毎日・その他　　）
- 雑誌記事・広告（掲載誌　　）
- その他（　　）

②本書をお買い上げになった動機や、ご感想をお教え下さい。

③本書の著者で、他に読みたいテーマがありましたら、お教え下さい。

④最近読んでよかった本、定期購読している雑誌があれば、教えて下さい。

（　　）

ご協力ありがとうございました。

歯の健康寿命が、平均寿命に追いついていないと言えるでしょう。

「歳をとったら、歯が抜けるのが当たり前」というこれまでの思い込みをなくして、これからは「歳をとっても、予防さえしっかりしていれば歯は抜けないもの」と認識を新たにする必要があります。

◎「8020」ではまだ足りない。めざせ「8028」！

実は、日本人の「歳をとったら、歯が抜けるのが当たり前」という状況に歯止めをかけるために、すでに厚生労働省が動いています。

あなたも「８０２０《ハチマルニイマル》運動」という言葉をお聞きになったことがあるのではないでしょうか。これは、「80歳になっても、自分の歯を20本残そう」と、厚生労働省と日本歯科医師会が、１９８９年から始めた運動です。

大人の歯は、全部で28本が基本です（他にも親知らずが４本ありますが、これは生えてこない人もいるので、基本数に含めません）。このうち少なくとも20本以上自分の歯があれば、ほとんどの食べ物を噛みくだくことができ、死ぬまでおいしく好きなものが食べられて、楽しく健康でいられる。そのような趣旨で始められた運動です。

この運動が功を奏して、厚生労働省が発表した2016年調査では、80〜84歳の「8020」達成者が51・2％となりました。

認知症専門医である私から見ても、この運動は素晴らしいと思います。

ただ、個人的な感想を言わせていただくと、私がクリニックで患者さんたちの口の中を見た印象では、残った歯の数が20本というのは、かなりスカスカの状態です。

20本ということは、すでに8本の歯が失われているわけです。

例えば、あなたの上の前歯が4本、下の前歯が4本なくなっているところをイメージしてみてください。これって「うわぁ、かなりごっそり抜けてるなぁ」という感じではないでしょうか。

こんな状態で食事をして、ものを噛んでも、脳にちっとも血流が回らなそうな気がしませんか？

ですから、本気で脳の老化を防ぎたいなら、そして、全身疾患を予防したいなら、「８０２０」で満足せずに、もっと高いレベルを目指す必要があります。

つまり、「80歳で28本、すべての歯を残す！」という気持ちで、日々の歯みがきを行う必要があるのです。

⦿入れ歯やインプラントの人が抱える大問題

すでに歯が抜けている人の場合は、入れ歯やインプラントなどの義歯をつかって毎日ものを噛んでいれば、脳血流を増やすことはできます。

しかし、なにより問題なのは、義歯を使わざるをえない歯のケア習慣が身についてしまっていることです。

義歯を使わざるをえない歯のケア習慣とは、みがき残しがたくさんあり、それをそのまま放置し続けるということです。みがき残しからは大量のプラークが発生し、歯周病菌やむし歯菌を始めとする口腔内細菌が大増殖します。このことが、認知症や全身疾患のリスクをいちじるしく高めるのです。

入れ歯やインプラントを使用している人の中には、「義歯はむし歯にならないから」という理由で、歯のケアが今まで以上にいい加減になる人もいます。
そうした油断こそが、認知症や全身疾患を呼び寄せます。

ですから、すでに義歯を使用している人こそ、今すぐに正しい歯のケアを身につけなくてはならないのです。

√ 早いうちからテクニックを身につけて、脳と健康を守る！

私たちは生まれてから死ぬまで、「口」と「歯」を使って、栄養を摂り続けなければ、生きていくことはできません。

命は「口」に始まり、「歯」で終わります。

それほどまでに命に直結する「歯」をみがき、「口」の中の清潔を保つことは、命そのものを健康に保つことでもあるのです。

健康意識の高い人は、このことをよく知っていて、すでに熱心な歯のケアを行い、どんどん脳を若返らせて、全身疾患リスクを下げています。

では、どんなふうに歯のケアをすれば、脳と全身の健康を守ることができるのでしょう?

次の章からは、その具体的な方法について説明していきますね。

第3章

認知症専門医が教える、脳の老化を防ぐ歯のケア方法

√ まずは、舌ポジションをチェックしよう

◉舌ポジションが間違っていると、口腔内細菌が増えやすくなる

それではさっそく、脳の老化を防ぐ歯のケアの方法について、具体的に見ていきましょう。この章で紹介するケアの方法は、歯医者さんや歯科衛生士さんに監修してもらいました。また、私自身が実践しているものです。

これらのテクニックを身につけて、毎日実践していただくだけで、脳の老化を防いで若返らせることもできるようになります！

歯のケアを始める前に、まずは皆さんに確認していただきたいことがあります。

あなたの「舌先」は今、口の中のどこに触れていますか？

上あごのあたりでしょうか？

あるいは、前歯の裏に当たっている？
それとも、舌先はどこにも触れず、口腔内の中ほどにある状態でしょうか？

実は、「舌の置き場所」には、正しい位置があります。この置き場所が間違っているだけで、歯周病菌やむし歯菌が増えやすくなるのです。その結果、脳の老化が加速する可能性があります。

◉正しい舌ポジションとは

舌先は、次のページにある図のように、上あごの「スポット」と呼ばれる少しへこんだ場所にすっぽりとおさまっているのが、本来の正しい位置です。前歯にギリギリくっつかない、歯の付け根（歯茎）あたりになります。

このとき舌全体は、吸盤のようにぴったりと上あごにくっついています。何もしていないときや、何かを飲み込むときには、このポジションに舌がくるのが、本来の正しい状態なのです。大切なポイントは、舌先だけでなく、舌全体が上にくっついてい

舌先の正しいポジション

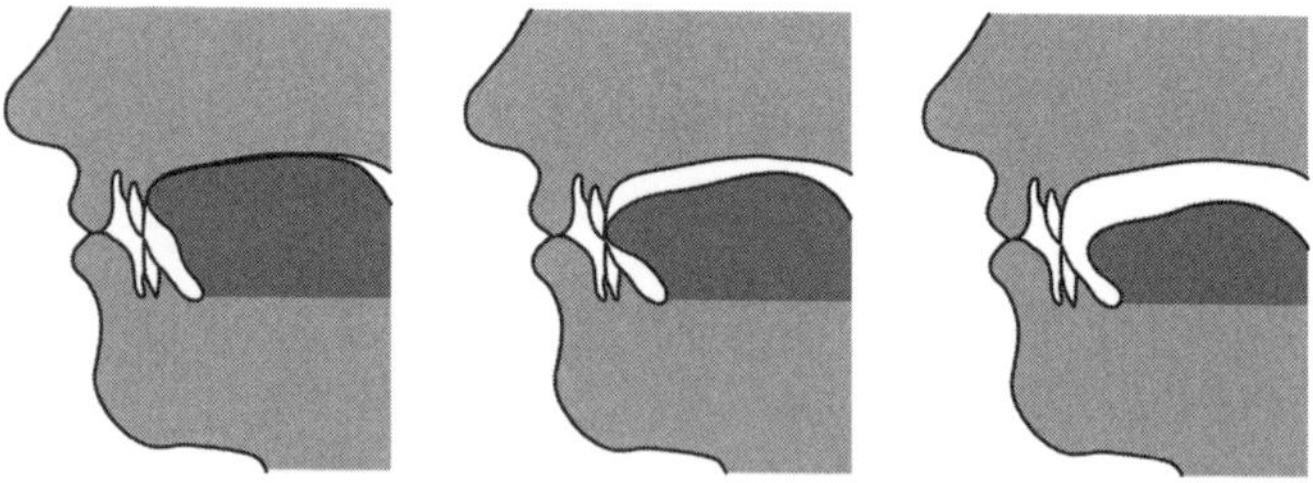

○ **正ポジション**

舌先が上の歯の付け根あたりにある

× **誤ポジション**

舌先が前歯の裏側に当たっている

× **誤ポジション**

舌先がどこにも触れていない

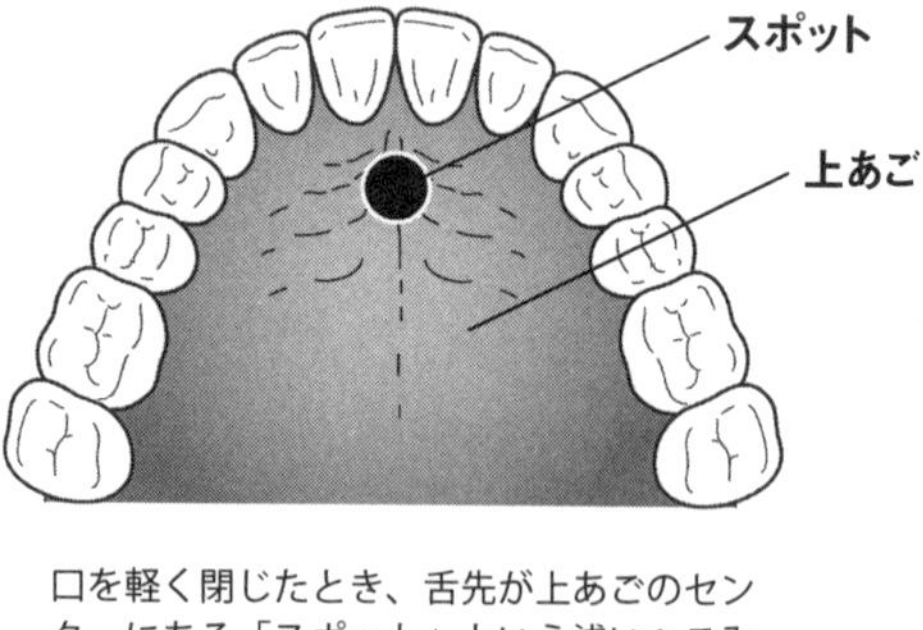

口を軽く閉じたとき、舌先が上あごのセンターにある「スポット」という浅いへこみに収まるのが正しいポジション。

ることです。

乳児は母親のお乳を飲むために、舌で乳首を上あごに押し当てしごいて飲みます。この舌の位置が、人間の正しい舌ポジションです。このとき私たちは、口から栄養をとること、同時に、鼻で呼吸をすることを覚えるのです。

しかしながら、成人でこれができている人は50%程度だと言われていて、多くの人は舌先が前歯の裏側に当たっている状態です。このように、舌の位置が本来の位置より下がっている人は、舌の横に波型の歯の跡がついていることが多いようです。舌の位置がさらに下がっていると、舌先は口腔内のどこにも触れなくなります。

◉「口呼吸」が口腔内細菌を大増殖させる

ところで、なぜ舌の位置が正しい位置にないと、口腔内の細菌が増えるのでしょう?

それは、舌ポジションが本来の位置からずれると、口がぽかんと開いた状態になり、**「口呼吸」になってしまうからです。**

口呼吸を続けていると、口の中が乾燥しやすくなります。乾燥すると、食べカスが歯にこびりついて落ちにくくなり、それをエサにして口腔内細菌がたちまち増殖します。口呼吸をする人の口臭が強くなるのはこのためです。こうして増えた口腔内細菌が歯周病などを引き起こし、私たちの脳の老化を加速します。

私たち人間は本来、「鼻」で呼吸をする生き物です。

先ほども説明しましたが、ヒトは乳児のときに、「口」から栄養を摂取すること、そして「鼻」で呼吸をすることを学びます。「口」は栄養を摂取する器官、「鼻」は呼吸をする器官なのです。

呼吸をするための器官である「鼻」には、外気から体を守るための機能が備わっています。例えば、鼻毛や鼻粘膜に生えた線毛などにより、ホコリ、細菌、ウイルス、カビなどをブロックする「空気清浄器機能」。空気を湿らせて免疫機能を高める「加湿器機能」（鼻の「空気清浄器機能」をすり抜けて外から侵入してきたウイルス等の多くは湿気を嫌います）。さらに、外から入ってきた空気を暖める「エアコン機能」。暖かい空気を肺に送ることで肺の免疫力を高めます。

私たちが1日に吸う空気の量は1万リットル以上。呼吸回数は2万回以上になります。これだけの空気を外から体に取り込んでも健康でいるためには、こうした「鼻」の防御機能が不可欠なのです。

一方、栄養を摂取する器官である「口」には、こうした機能がほとんど備わっていません。そのため、「口呼吸」をすると、無濾過のホコリ、細菌、ウイルス、カビなどをそのまま体内に取り込むことになります。

それと同時に、口内の乾燥が起こり、結果、口腔内細菌が大増殖するのです。

◉前頭葉に負荷をかけ、認知症リスクを高める「口呼吸」

さらに近年、「呼吸」と「脳」の関係について、興味深いことが指摘されるようになりました。

2013年に発表された歯科医師である佐野真弘氏などの共同研究の結果から、**習慣的に口呼吸をしている人は、鼻呼吸の人に比べて、脳の前頭葉《ぜんとうよう》の活動が休まら**

ず慢性的な疲労状態に陥りやすくなることが明らかになったのです。

口呼吸を続けると、前頭葉に負荷がかかって、睡眠障害や注意力の低下が起こり、最終的には、学習能力や仕事の効率を低下させると考えられています。口呼吸が前頭葉の機能低下を引き起こすのです。

口呼吸による前頭葉の機能低下は、認知症につながります。通常、認知症における脳の機能低下は前頭葉から始まって、側頭葉機能の低下を招きます。

現在、日本の認知症患者は462万人いるとされていますが、その前段階の「前頭葉機能低下（早期認知症）」と診断されている方はさらに400万人いると推定されています。つまり、口呼吸を続けていると、認知症予備軍になる可能性が高いのです。

口呼吸が慢性化すると、歯周病菌が増えて認知症リスクが高まりますが、それだけでなく、前頭葉機能の低下を介して脳の老化が加速することもあります。

◉舌ポジションを正せば「鼻呼吸」になり、口腔内細菌が増えない

では、「口呼吸」をやめ、「鼻呼吸」に戻すには、どうすればよいのでしょう？

ずれている舌の位置を、本来の位置に戻す。

たったこれだけでいいのです。

舌先が正しい位置に収まると、自然と鼻呼吸になります。口呼吸になっている人は、舌ポジションを正してみてください。自然と唇が閉じ、鼻で呼吸をしていることがわかるはずです。

日ごろから意識して、舌の位置に気を付けるだけで、舌ポジションは本来の位置に収まるよう、自然と改善されていきます。

とはいえ、正しい舌ポジションが習慣になるまでは、気づけば鼻呼吸に戻っている……ということも多いでしょう。

この場合、例えば、パソコンやトイレの壁などの目につきやすい場所にシールを貼っておきます。そのシールを見たとき、自分の舌ポジションを意識するようにするの

です。

私は、クリニックの外来のパソコンにシールを貼っていて、シールが目に入ると、意識して正しい舌の位置をキープするようにしています。

1日に何度か舌ポジションを意識する。それをしばらく続けるだけで、舌ポジションは正しい位置に戻り、口腔内細菌の異常な増殖に歯止めをかけることができます。

脳の老化を防ぐ、3段階の歯のケア方法

◉ 1日の歯みがきの回数で、必要なケア方法を確認する

さあ、ここからは、具体的な歯のケア方法に移ります。

まず、次の3つの中から、あなたの1日の歯みがきの回数を選んでください。

その回数に沿って、あなたに身につけていただきたい歯のケアを紹介します。

① 歯みがきは1日1回以下の人
↓レベル1／「基本ケア」をマスターする（112ページ参照）
ステップ1　「まずは5分の歯みがき」を習慣にする！
ステップ2　「舌まわし」で常に口内を洗浄する！

◆歯みがきは1日1回だけというあなたは、まずは1回でも効果のあるみがき方を身につける必要があります。また、歯をみがいていない時間が長いため、その間にプラークを増やさないためのテクニックも身につけましょう。

② 歯みがきは1日2回の人
↓レベル2／「歯周病ケア」をマスターする（126ページ参照）
ステップ4　「両手みがき」を習慣にする！
ステップ5　「斜め45度みがき」を習慣にする！
ステップ6　「歯間ブラシ」を習慣にする！

◆1日2回の歯みがきが習慣になっているあなたは、歯周病菌を減らすための歯みがきテクニックを身につけることで、脳の寿命も健康寿命もグンと延ばすことができます。この項目では、歯周病菌を減らすためのテクニックについて紹介します。

③ 歯みがきは1日3回以上の人
↓レベル3／「スペシャルケア」をマスターする（138ページ参照）
ステップ6 「歯をみがく時間は、15分」を習慣にする！
ステップ7 「オイルプリング」で脳を活性化する！
ステップ8 「ガム」で脳のゴミを押し流す！

◆認知症を研究するうちに、「心地よさ」が脳にもたらす刺激こそが、脳を若返らせる究極のポイントだと気づきました。この項目では、認知症専門医だからこそお伝えできるスペシャルテクニックをお教えします。

また、脳血流を増やし、脳を若返らせるためのテクニックも併せてご紹介します。脳血流をアップさせることで、歯周病菌がもとでできる脳ゴミ（アミロイドβ）を押し流すことも可能です。

レベル1、レベル2の人は、自分のレベルのテクニックが習慣化したら、次のレベルの習慣を身につけてください。最終的には、レベル3のテクニックを身につけて、習慣化することを目指します。

どのレベルで紹介しているものも非常に簡単で、やってみると気持ちよく、今日からすぐに始められるテクニックばかりです。

ただし、継続しなければ効果はありません。重要なのは、毎日続けること。ポイントをおさえた歯みがきを続けて、楽しみながら、脳の老化を防いで、どんどん若返らせていきましょう！

レベル1

「基本ケア」これだけは身につけたい歯みがき法

ステップ1「まずは5分の歯みがき」を習慣にする！
ステップ2「舌まわし」で常に口内を洗浄する！

✓ステップ1「まずは5分の歯みがき」を習慣にする！

◎3分の歯みがきでは、プラークは落とせない

歯みがきは1日1回以下というあなたは、まず、その1回でしっかりと歯の汚れを

あなたは、1日に何回歯をみがきますか？

※単一回答／10代から60代の全国男女（n＝1200人）

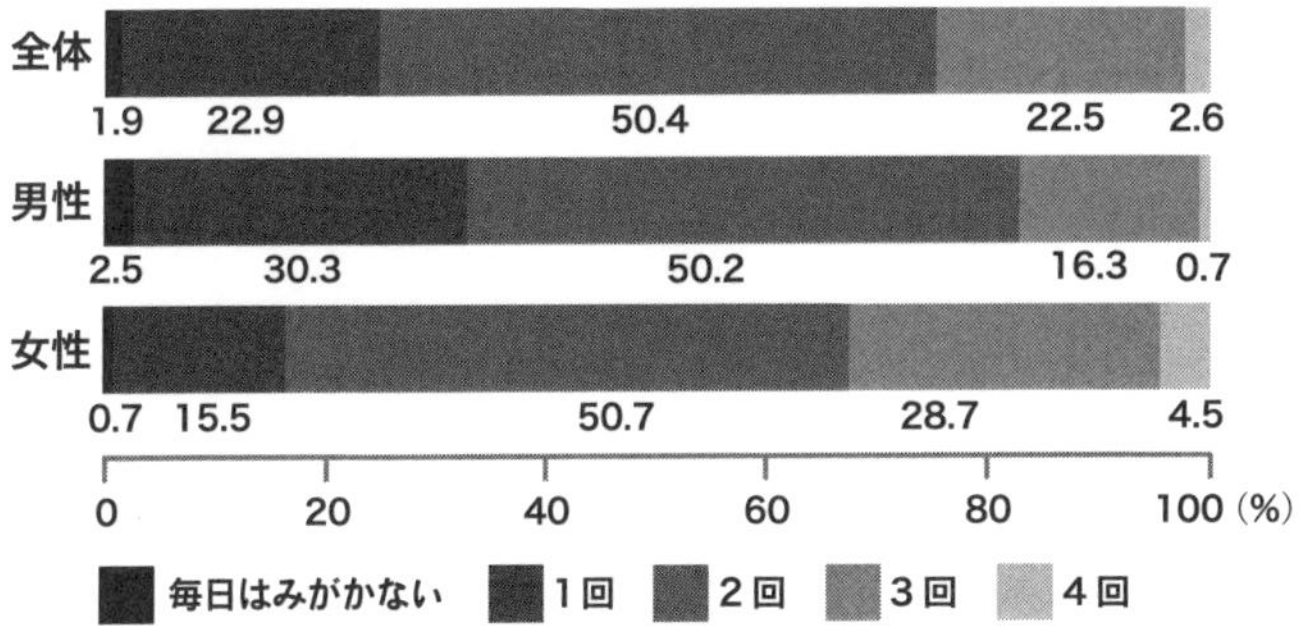

出典：「歯に関する調査（2015年）」ライフメディア　リサーチバンク

落とすテクニックを身につける必要があります。

そのために覚えていただきたいのは、本当に簡単なこと。

歯みがきの時間を、ほんの数分、長くするということです。

ところで、私たち日本人は、いったいどれくらいの頻度や時間で、歯をみがいているのでしょう？

歯みがきの回数や時間について、10～60代の日本人男女1200人を調査したところ、最も多かったのが1日2回みがく人で、全体の50.4％。また、歯をみがく1回あたりの平均時間は1～3分だったと言います（「歯に関する調査

（2015年）」ライフメディア　リサーチバンク調べ）。

ただ、この1～3分という時間は、歯についた汚れを落とすには短すぎるようです。

なぜなら、歯周病菌やその他の口腔内細菌のかたまりであるプラークを落とすには、10～15分は必要だからです。

上下ともに永久歯が生えそろっている人は、全部で28本の歯があるのが一般的。プラークを落とすには、この1本1本を、それぞれ20～30回ずつブラッシングする必要があります。歯ブラシを動かす幅は、5～10㎜程度。2～3本まとめてみがくのではなく、小刻みに歯ブラシを動かして、1本ずつみがきます。これを28本の歯すべてに対して行うと、だいたい10～15分かかります。効果のある歯みがきを行うには、本来、これくらいの時間がかかるものなのです。

とはいえ、慣れない人が10〜15分歯をみがくのは大変ですし、ましてやそれを習慣にするのは人によっては難しいのではないでしょうか。

ですから、歯科医では「まずは続けて5分間、しっかりみがいてください」と指導することが多いそうです。

今、あなたが歯をみがく時間が3分以下なら、ほんの数分だけみがく時間を延ばして、1回の歯みがきを5分間にする癖をつけましょう。これが習慣になれば、52ページでもお伝えしたように、生涯医療費が1千万円も安くなる可能性があるのですから、やらないのは損というものです。

ちなみに、1日に2回以上歯をみがく人であっても、1回にかける時間が5分以下であれば、しっかりみがけていない可能性があります。**大事なのは、1日に1回は、徹底して歯の汚れを落とすことなのです。**

⊙1日1回、丁寧にみがくことの意味

なぜ、1日に1回は、徹底して汚れを落とすことが重要なのでしょう？

理由は、プラークや歯石が生成されるスピードにあります。

歯周病菌やその他の口腔内細菌のかたまりであるプラークは、食後4～8時間ほどで生成されます。このプラークを放置すると、そこから24時間ほどで歯石になると言われています。

試しに今、舌先で自分の歯の表面を撫でてみてください。なんとなくザラザラしたものを感じませんか？　もしザラついているようなら、プラークが歯石になり始めている証拠です。石のように硬くなった歯石は歯科で専門の医療器具を使わないと落とすことができなくなります。

ですから、**歯抜けの原因となる歯周病を防ぎ、脳の老化を防ぐためには、プラークが歯石化する前に、徹底した歯みがきをする必要があるのです。**

この説明をすると、「1日1回丁寧にみがけばいいのなら、1日2回も3回も歯をみ

がく必要はないのでは？」と言う人がいるのですが、決してそんなことはありません。口腔内細菌であるプラークは、私たちの食事の食べカスをエサにして育ちます。ですから、食後に毎回歯みがきをして口内の食べカスを減らしておくことが、歯周病や全身疾患を引き起こす口腔内細菌を増やさないための一番効果的な方法になります。

ただ、1日のうち、何回歯をみがいても、みがき残しがあれば1～2日で歯石になります。ですから、脳の老化を防ぐために歯をみがくのであれば、1日に最低1回は5分かけてみがくというのが、歯みがきの基本になるわけです。

中には、5分続けて歯をみがくのが面倒でしかたないという人もいるでしょう。

そんな方は、入浴中に湯船につかりながら歯ブラシを動かすなど、「ながら歯みがき」を行うとよいでしょう。

私も夜、歯をみがくときは、湯船につかりながら、時間をかけて丁寧に1本1本の歯をみがいています。レベル1～3の歯のケアすべてに言えることですが、重要なのは、とにかく毎日続けることです。

せっかちな人はこのような方法を試しながら、楽しんで続けることを心がけてください。

◉歯をみがくタイミングは、いつがいいか？

では、1日1回だけ歯をみがくとしたら、そのタイミングはいつがよいでしょう？

私としては、就寝前をお勧めします。

就寝中は殺菌効果がある唾液の分泌が減るので、起きているときより口腔内細菌が繁殖しやすくなります。寝起きの際に口臭を感じるのは、口腔内細菌が増えているからなのです。

ですから、就寝前に徹底した歯みがきを行って、あらかじめ口腔内細菌を減らしておきます。そうすることで、万病の元となる歯周病菌の増殖を抑えることができます。

✓ステップ2 「舌まわし」で常に口内を洗浄する!

◉舌まわしで、天然の浄化液・唾液が大量分泌する

1日に1回しか歯みがきをしない人の場合、食事のあとに食べカスの多くが、口の中に長時間残ることになります。

こうなると、食べカスをエサにして、口腔内細菌がどんどん増えてしまいますから、歯みがき以外の方法でも、できるだけ食べカスを減らす必要があります。

この場合、食後のうがいをするだけでも大きな食べカスがとれるのでずいぶん違うのですが、歯みがきが1日1回という人は、そもそも洗面台に向かうのがおっくうという人が多く、食後のうがいが身につかないことが多いようです。

そんな方にぜひ覚えていただきたいのが、「舌まわし」です。

これからご紹介する舌まわしを行うと、顔のまわりにある耳下腺、顎下腺、舌下腺などの「唾液腺」が刺激されて、大量の唾液が分泌されます。

唾液はすばらしく強力な浄化液。唾液がしっかり分泌されてさえいれば大きな口腔トラブルは起きないと言われているくらいの優れものです。

唾液には、洗浄作用とあわせて、主に5つの作用があるとされています。

①洗浄作用

健康な状態では、1日に1・5ℓもの唾液が分泌されており、口の中の食べカスを洗い流して、胃へ落とし込みます。唾液がきちんと分泌されるということは、ゆっくりとした水流で常時口の中を洗い流しているのと同じことです。

②殺菌作用

唾液には、強力な殺菌成分である「リゾチーム」や、歯周病菌の毒素（リポ多糖）を無毒化する「ラクトフェリン」、病原性細菌と戦ってくれる「免疫グロブリン」などが大量に含まれています。

③保護作用

歯や粘膜を覆う保護膜である「ペクリル」には、唾液の成分「リゾチーム」「ラクトフェリン」「免疫グロブリン」などが含まれています。これらが作用しあい、プラークの発生を抑えて、歯や粘膜を保護します。

④中和作用

食事をするたびに、口の中のpHは酸性に傾きます。すると、歯の表面を覆っているエナメル質が溶け、初期のむし歯となります。しかし、唾液の作用により、約40分でpHは元に戻ります。

⑤再石灰化作用

食事後に酸性になった口の中では、歯のエナメル質が溶け出します。この作用を「脱灰」と言います。唾液には、溶け出した歯を修復する「再石灰化」作用があります。

1日の歯みがき回数が少ない人は、舌まわしを行い、唾液をたくさん分泌することで、口腔内細菌を減らして、歯を守ることができます。

◉「ドライマウス」患者の口を守る、舌まわし

天然の浄化液である唾液が出なくなると、とたんに口腔内細菌が増え始めます。唾液の分泌は、就寝中は誰でも低下するものですが、起きていても唾液が出にくくなる病気があります。それが「ドライマウス（口腔乾燥症）」です。

ドライマウスを引き起こす原因は、先ほど挙げた「口呼吸」を始め、加齢、生活習慣、薬の副作用などさまざまです。また、昔に比べて激減した咀嚼回数が関係しているとも言われています。

欧米には、人口の25％がドライマウスを介した何らかの症状を持っているという論文もあり、この割合を日本の人口に換算すれば約３０００万人の患者がいることになるそうです。最近、ペットボトルを持ち歩く人をよく見かけますが、これにはドライマウスが関係しているとの見方もあります。

いくら歯みがきをしても、ドライマウスのせいで口腔内細菌が増えれば、脳や全身の疾患リスクはどんどん高くなります。

舌まわしのやり方

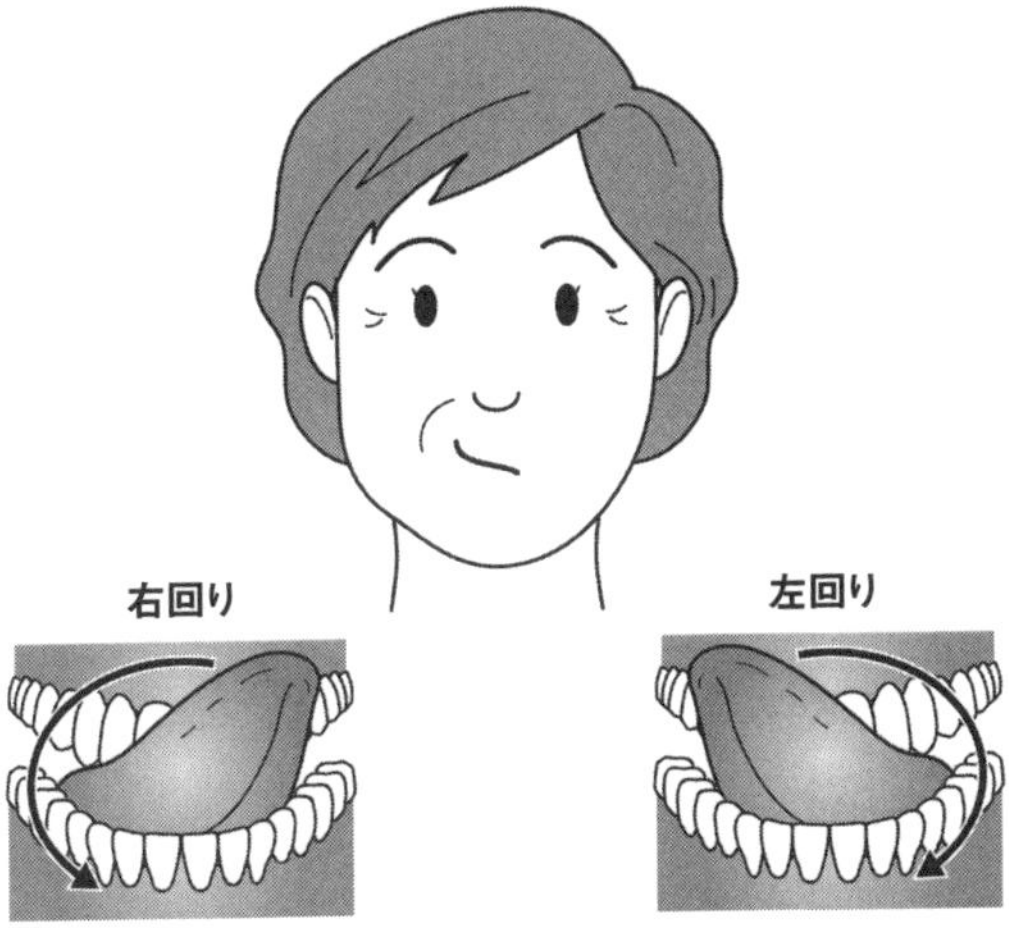

唇を閉じた状態で、舌先で前歯の表面をなぞるようにぐるぐると円を描く。右回り、左回りを各20回×1日3セットが理想。

歯みがきをしていないときは舌まわしを行い、唾液をたくさん出すことが、脳と全身の健康を守るために必要です。

◉舌まわしの具体的なやり方

舌まわしのやり方はとても簡単です。

唇を閉じたまま、舌先で歯の外側と唇の内側の間を大きくなぞるように、ぐるりと1周させます。2〜3秒で1周する速さが理想です。めいっぱい舌先を伸ばして、ぐるりと1周させます。これを右

回り と左回り、それぞれ20回ずつ行いましょう。**ビックリするほど唾液が溢れ出してくるのを体感できます。**

右回りと左回りを1セットとして、朝昼晩の1日3回行うようにしましょう。

簡単なように思えますが、私も始めた当初は、10回を過ぎたあたりから、舌の付け根が痛いと感じたほどです。しかし、毎日続けていくうちに、50回くらいは軽く回せるようになります。

舌まわしは道具もいりませんし、場所を選ばずにどこでもできるので、私は移動中の車の中でしょっちゅう行っています。

気が向いたときに、無理をせずに行い、少しずつ回数を増やしていきましょう。

舌まわしでたくさん唾液を出す方法は、例えば外出先にいて、歯みがきができないときに、ぜひ活用してください。

ちなみに、唾液に含まれる成長ホルモンの一種「パロチン」には、アンチエイジング効果があります。**80歳を過ぎてからエベレスト登頂に成功した、登山家の三浦雄一郎さんは、毎朝この舌まわしを100〜150回もやっているそうです。**三浦さんの脳と体がいつまでも若い理由は、舌まわしにあるのかもしれませんね。

レベル2
「歯周病ケア」万病の元をみがき落とす！

ステップ3「両手みがき」を習慣にする！
ステップ4「斜め45度みがき」を習慣にする！
ステップ5「歯間ブラシ」を習慣にする！

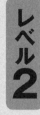

√ステップ3「両手みがき」を習慣にする！

◉毎日みがいても、歯周病になるのはなぜ？

1日に2回歯をみがくあなたは、習慣としての歯みがきが身についている方だと言えるでしょう。

子どものころから、「人前に出る朝」と「就寝前」にそれぞれ1回ずつみがくことが当たり前になっていて、そのタイミングが来たら、無意識のうちに洗面台の前に立っている……という感じではないでしょうか。

しかし、みがくことがあまりにも無意識になりすぎて、歯みがき本来の目的である「歯の汚れを落とす」ということを意識せずに、自動的にいつも決まったやり方で歯ブラシを動かしている方も少なくないはずです。

そうなると、よく歯ブラシが当たる箇所と、当たらない箇所が、だいたい定まってきます。ブラシが当たらない箇所のプラークのみがき残しが、やがて歯石となって、そこにむし歯菌や歯周病菌がどんどん溜まっていくのです。

「歯みがきだったら毎日、1日2回もしているのに、なぜ歯周病になるんだろう?」

そう感じている方の大半は、このように歯の汚れを落とすことを意識せずに、

自動的に手を動かしているために、プラークが落とせていません。

脳の老化を防ぐためには、プラークを落とすことを意識しながらみがく習慣を身につけるのが、何よりも大切です。

◎利き手と逆の手も使うことで、歯みがきしながら脳トレをする

では、プラークをしっかり落とすには、どうしたらよいでしょう?

私の場合、歯みがきをするときに、ちょっとした小技を追加します。

左右の手を、それぞれ使って歯をみがくのです。

まず、利き手で歯ブラシを握ってすべての歯をみがきます。

その後、もう片方の手に歯ブラシを持ち替えて、再びすべての歯をみがくのです。

持つ手を変えることで、歯ブラシに異なる角度がつくため、片方の手だけを使ってみがいたときよりも、みがき残しが少なくなります。

なぜこのようなことをはじめたかと言うと、私のクリニックに通院している脳血管

障害後遺症の患者さんの中に、運動障害を抱えている方がいたことがきっかけです。半身に麻痺があるため、彼らは歯みがきがうまくできません。そのままの状態を続けると、口腔内細菌が増えやすくなり、さらに認知症の進行が早まる可能性があります。

しかし、日ごろから両手でみがけるように訓練しておけば、万が一、自分の利き手側に片麻痺が出た際も、もう片方の手で問題なく歯みがきを行うことができます。

また、利き手とは逆の手を使うと、脳に適度な負荷がかかり、いわゆる脳トレにもなります。

汚れを徹底的に落としながら、脳トレも

両手みがき

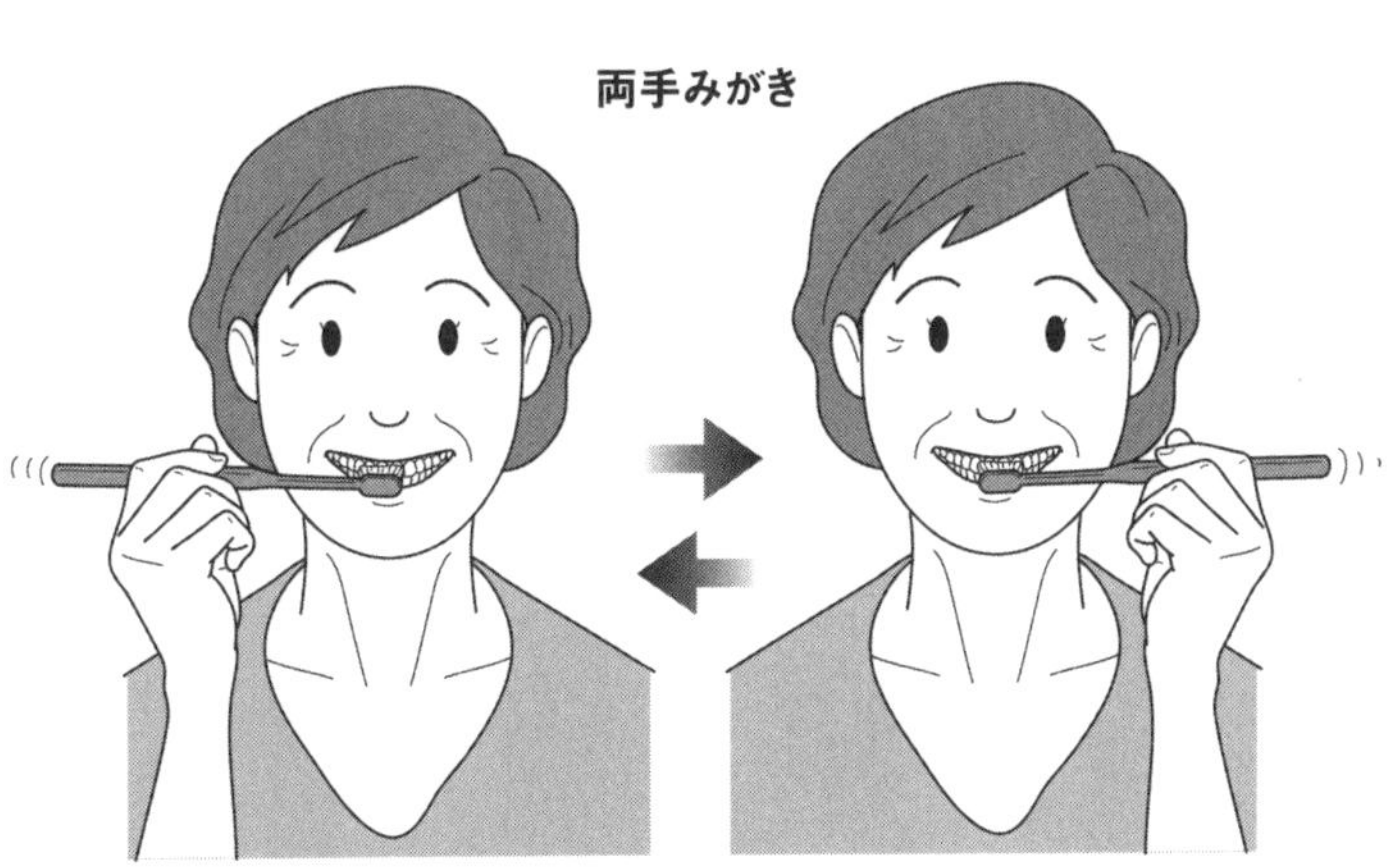

利き手とは逆の手も使って歯をみがくことで、みがき残しを減らし、脳トレもできる。

行う。

まさに、脳の老化を止めて若返らせるのにうってつけの方法です。

◉丁寧な歯みがきは、肺炎球菌ワクチンより効果的

ところで、一時期盛んにテレビで流れていた「肺炎球菌ワクチン」のCMを覚えていますか？「誤嚥性肺炎の予防のために」という触れ込みだったような記憶がありますが、残念ながら、肺炎球菌ワクチンは誤嚥性肺炎の予防にはなりません。

このワクチンが有効なのは「市中肺炎」、つまり空気中に浮遊している肺炎球菌に感染した場合のみで、歯周病菌などの口腔内細菌にはほとんど効果がないのです。ワクチンを打つよりも、**丁寧な歯みがきをしたほうが、よっぽど誤嚥性肺炎の予防になるのです。**

現在、日本人の死因のトップ3は、「がん」「心疾患」「肺炎」です。

毎日の歯みがきをほんの少し変えて、プラークのみがき残しを減らすように気

を付けるだけで、３大死因のうち、「心疾患」「肺炎」の２つをはじめ、さまざまな病気を予防することができるのですから、これを知らずにいるのは損だと言う他ありません。

ステップ４ 「斜め45度みがき」を習慣にする！

◎45度の角度で、歯周病ポケットから汚れを掻き出す！

両手みがきを行うときに、もう1点意識していただきたいのが、「歯ブラシを当てる角度」です。

私たちが子どものころに習った歯みがきというのは、「歯の面に対して、垂直に歯ブラシを当ててこする」というものではなかったでしょうか。

しかし、これはむし歯を予防するためのみがき方。歯の根元の歯周ポケットに入り込んでいる歯周病菌を減らすには、それに対応したみがき方をする必要があります。

むし歯・歯周病予防に効果的な歯ブラシの角度

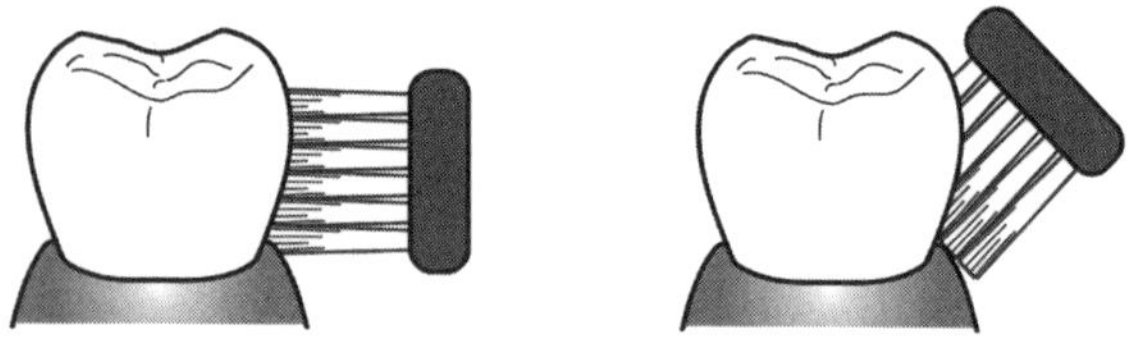

それが、斜め45度みがきです。

やり方は簡単。歯ブラシの毛先を歯と歯茎の境目に向けて、45度の角度で斜めに当てることを意識してみがきます。たったこれだけのことで、歯周病菌をグッと減らすことができるのです。

歯医者さんによっては、「歯ブラシに斜め45度の角度をつけてみがかなければ、むし歯や歯周病になりやすいところがみがけない」とおっしゃる方もいます。

ですから、「歯ブラシを当てるときは、斜め45度」を意識しながら行う癖をつけてください。

ステップ5 「歯間ブラシ」を習慣にする!

◉「フロスか、死か」35歳を過ぎたら、歯間清掃は必須!

どんなに時間をかけてブラッシングをしても、歯ブラシではどうしてもうまくみがけないのが、歯と歯の間です。歯並びによっては、歯間にブラシが届かないことがあるからです。

『日本歯科保存学雑誌』に掲載されたデータによると、**歯ブラシでどんなに丁寧にみがいても、プラークの60%程度しか落とすことができないことがわかっています。**

そこで必要になるのが、歯と歯の間をみがくための**「歯間ブラシ」**や**「デンタルフロス（糸ようじ）」**です。

かつて、アメリカのマスコミから「フロスか、死か（Floss or Die）」という発信がされ、世界中にセンセーションを巻き起こしたことがありました。これは、フロスなどを使って歯間清掃をしなければ、歯周病になってさらに認知症や全身疾患リスクが高まることを端的に言い表したコピーです。

このコピーからもわかるように、歯周病発症リスクが高くなる35歳を過ぎたら、歯ブラシでのブラッシングに加えて、これらでの歯間清掃が不可欠なのです。

ところで、歯間をみがくグッズには、「歯間ブラシ」と「デンタルフロス」がありますが、どちらを使えばよいのでしょう?

もし面倒でなければ両方使うとよいのですが、**私はまずは歯間ブラシを使うことをお勧めしています。**

なぜなら、歯間ブラシのほうが、デンタルフロスよりも、歯間の汚れの除去効果がやや高いからです。『日本歯科保存学雑誌』に掲載された報告によると、ブラッシング+デンタルフロスでは、歯間のプラーク除去率は79%。ブラッシング+歯間ブラシでは85%でした。

2種類の歯間ブラシ

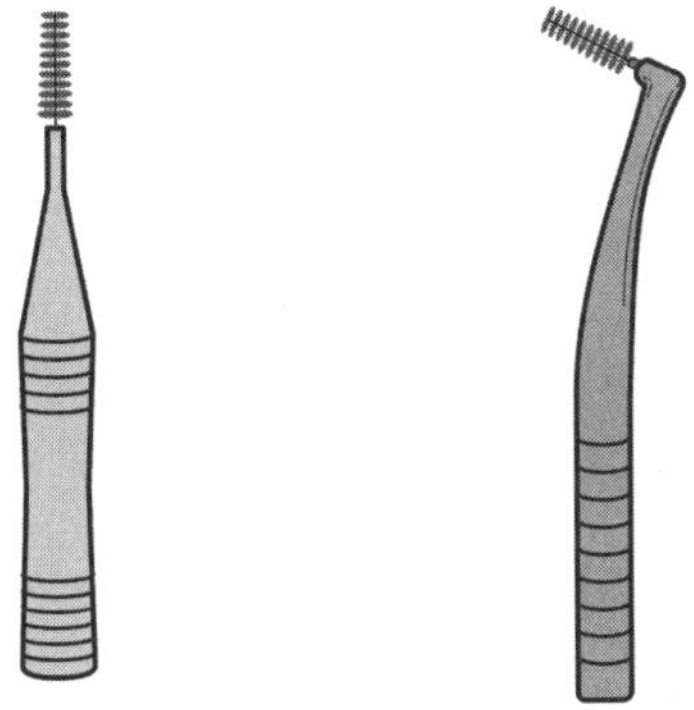

◉歯間ブラシの選び方

では、歯間ブラシを選ぶ場合は、どんな点に気をつけるべきなのでしょうか。

歯間ブラシには、大きく分けると、「I型（ストレート型）の歯間ブラシ」と「L型の歯間ブラシ」の2種類があります。

それぞれにメリットとデメリットがありますから、ご自身の好みにあわせて、使いやすいほうを選ぶといいでしょう。

◉前歯に使いやすい「I型歯間ブラシ」

持ち手からブラシの先までが一直線になっているのがI型歯間ブラシ。真っ直ぐに差し込めるので、前歯の間のプラークを取りやすいタイプです。ただし、奥歯に使おうとすると、歯間ブラシの持ち手の部分が口の端にひっかかり、使いにくいという難点があります。

奥歯の間をみがく際に、ブラシ部分を折り曲げて使うことができるタイプもありますが、何度も曲げ伸ばしを繰り返すため、耐久性があまりありません。こまめに買い替える必要があります。

◉奥歯に使いやすい「L型歯間ブラシ」

L字型の角度がついているため、奥歯の歯間に入れる際も、口の端にひっかかりません。I型に比べて耐久性がありますが、値段がやや高めです。

どちらでも、あなたが使いやすいほうを使うとよいでしょう。

それぞれの歯間ブラシには、0・5〜2㎜までのサイズがあります。**小さいサイズから試してみて、ご自身の歯間サイズにあったものを見つけましょう。**

◉歯間ブラシの使い方

歯間ブラシの使い方ですが、次の手順で、歯間ごとに行います。

①歯間にブラシを差し入れる

②歯間に差し入れたブラシを、2～3回、小さく上下させる

③歯間の一番底で、ブラシを一度、ぐるりと回転させる

④ブラシを歯間から真っ直ぐ引き抜く

ポイントは、③「歯間の一番底で、ブラシを一度、ぐるりと回転させる」点です。

こうすることで、プラークを絡め取りやすくなります。

私は、毎日夜寝る前に行うブラッシングのあとに、歯間ブラシを使用していますが、どんなに丁寧に歯をみがいても、毎回ごっそりと黄白色のネバネバとしたプラークが取れます。ですから、個人的には、**歯をみがいても歯間ブラシをしないのは、排便をしてお尻を拭かないのと同じことだと思っています。汚れはこびりついたまま。あなたはそれでも平気ですか？**

レベル3
「スペシャルケア」心地よさを追求する！

ステップ6「歯をみがく時間は、15分」を習慣にする！
ステップ7「オイルプリング」で脳を活性化する！
ステップ8「ガム」で脳のゴミを押し流す！

√ステップ6「歯をみがく時間は、15分」を習慣にする！

◎1日1回は、続けて15分丁寧にみがく癖をつける

1日3回以上歯をみがくあなたは、健康に対する意識がかなり高い方ではないでしょうか。歯間ブラシの習慣（133ページ）も、すでに身についていると思います。

そんなあなたに実践していただきたいのは、やはり、意識してプラークをしっかり落とす癖をつけることです。

ステップ1（112ページ）では、1回の歯みがきで「続けて5分間みがく」ことを習慣化してもらいましたが、ここでは、あなたが毎日行っている3回以上の歯みがきのうちの1回を、15分間にすることを心がけます。

「15分……けっこう長いな」そう感じたあなた、気持ちはわかります。

15分間の歯みがきを実際にやってみると、始めたばかりのころは歯ブラシを持つ手がだるくなるし、ずっと開けっ放しのあごは痛むしで、長くみがくのはなかなか大変なのです。

けれど、私の場合は、歯を1本ブラッシングするごとに、「これで認知症を予防できる！」「誤嚥性肺炎を予防できる！」「糖尿病を予防できる！」「生涯医療費を思いっきり安くできる！」と心の中で唱えながら行うと、ウキウキしながら、楽しく15分間みがき続けられるようになりました。

2～3日連続して行うと、手のだるさも、あごの痛みも、感じなくなってきます。ですから、まずは心の中で歯みがきの効能を唱えながら、楽しんで15分間みがく体験をしてみてください。

◉心地よさを味わうと、楽しく続けられる

15分かけてしっかり歯をブラッシングすると、みがき終えたあとの歯の表面のツルツル感がとても心地よく、これを一度体験するとやみつきになります。

最近では、寝る前にお風呂で湯船につかりながら、時間をかけて歯の1本1本をブラッシングするのが、就寝前の私の最大の楽しみになりました。

毎日続けるのが大変なら、2日に1回、あるいは3日に1回でもかまいません。「歯みがきって、心地よい！」と感じることができれば、毎日続けるのが必ず楽しくなります。

ツルツルの仕上がりを楽しみながら、15分間の歯みがきを習慣にすることをめざしましょう。

ステップ7 「オイルプリング（ブクブクオイルうがい）」で脳を活性化！

◉脳を活性化する究極のポイントは「心地よさ」

15分間の歯みがきを実際に体験すると、みがき終えたあとのツルツル感が「心地よい！」となります。

実は、この「心地よさ」が非常に重要です。

私は認知症専門医として29年間さまざまな患者さんを診察してきましたが、研究を重ねるうちに、「心地よさ」が脳にもたらす刺激こそが、脳を活性化して若返らせる究極のポイントだと気づきました。

どんな種類の「心地よさ」でもよいのです。

好きな音楽を聴いてうっとりする、お風呂に入ってさっぱりする、好物を食べておいしいと感じる、仲間とおしゃべりをして楽しいと感じる、大切な人と手をつないでホッとする。あるいは、歯をみがいてスッキリする。

非常に重要なことなので、最終章である第5章でそのメカニズムを説明しますが、「心地よさ」が脳を刺激することで、活動意欲がアップして、さらには記憶力の低下に歯止めをかけられることがあります。

⦿やみつきになるオイルプリングとは？

そんな心地よさを追求すべく、私が歯みがきの際に併せて行っているのが「オイルプリング」です。

オイルプリングとは、インドの伝統医学・アーユルヴェーダの中の自然療法を起源とする「オイルで口をゆすぐ」健康法のことです。オイルプリングには、口の中の汚れや細菌を「引きはがす、引っ張り出す」効果があるとされています。

歯周病やむし歯予防、口臭予防、歯のホワイトニングやアンチエイジングにも効果があるとされ、有名人やモデルさんが実践して一時ブームになっていました。

ヌルヌルとしたオイルで口をすすぐことに違和感を覚える方は多いものです。しかし、実際にオイルプリングを試してみた私は、そのあまりの心地よさに、すっかりやみつきになってしまいました。

オイルを口に含んだ瞬間はかなりオイルがヌルつきますが、**口の中でブクブクしていると、すぐに唾液とオイルが混ざり、ヌルつく感じは気にならなくなります。**

オイルプリングを終えたあとは、15分間の歯みがきを終えたとき以上に歯の表面がツルツルになりますし、何より口の中のニオイがすっきりと取れます。**歯みがきやうがいだけでは味わえない爽快感があるのです。**

私はこの爽快感が味わいたくて、1日2回、起床後と就寝前に、必ず行うようになりました。今では1日たりとも欠かすことはありません。

◉オイルプリングの5つの効果

オイルプリングには確かなエビデンスがないのですが、一般には、次のような効果があるとされています。

①毒素排出

オイルプリングで使われる植物性オイルに含まれる分子の細かい脂肪酸が、歯肉の奥に潜む細菌を引っ張り出してくれます。細菌の脂質と口に含んだ植物性オイルが引き付けあい、磁石のような働きで、細菌を引っ張り出すイメージです。

②免疫力アップ

口腔内細菌をオイルで絡めとって排出することで、今まで口腔内細菌の撃退に使われていた免疫機能の負担が減り、その分、他の不調の改善に力を入れることができます。つまり、免疫力がアップするということです。

③唾液の分泌量アップ

実際にオイルプリングをやってみると、唾液が大量に分泌されます。これまでにも説明してきたように、唾液には口腔内細菌の増殖を抑制する効果があります。また、唾液には「味を感じさせる働き」もあり、唾液がたくさん分泌されることで、おいしく食事をとることができます。おいしさを感じられることは、脳に対する刺激としてとても重要です。

④口臭除去

口に含んだ植物性オイルと、唾液が混ざり合うと、「乳化」が起こります。乳化したオイルは洗剤のような働きをして、食べカスや口臭を除去します。マウスウォッシュのようなものですが、マウスウォッシュよりもずっと低刺激でマイルドです。

⑤ほうれい線ケア

オイルプリングで、口をしっかり動かすため顔の筋肉が鍛えられ、リフトアップにつながると言われます。報告例では、「ほうれい線が薄くなった！」という声もあります。実際にオイルを口に含んで「クチュクチュ」していると、口だけでなく、けっこう顔の筋肉が疲れることがわかります。

⦿ブラッシングと組み合わせれば効果大

オイルプリングの5つの効果を挙げましたが、実際のところ、専門の歯科の先生からは医学的な効果は疑問視されています。

口の中に存在するさまざまな細菌は、「バイオフィルム」と呼ばれるネバネバしたバリア内に存在しています。このバリアのかたまりがプラークです。プラークは、歯の表面のみならず、歯の根元にある「歯周ポケット」の中にも付着しているので、うがいをしただけでは取り除けません。特にむし歯や歯周病を抱えている人は、歯茎が弱って歯周ポケットが深くなっていることもあるので、「オイルプリングだけで、歯周病が改善される」とは思わないでください。

しかし、正しいブラッシングと組み合わせることで、歯周病改善効果が上がることが期待できます。

私は自身の体験から、オイルプリングの洗剤効果によって、歯についた汚れが落ちやすくなることを実感しています。起床時と就寝前にオイルプリングを行い、そのあとに通常の歯ブラシと歯間ブラシを使って歯の清掃を行っていますが、オイルプリングをしたときのほうが、しないときに比べて、遥かに歯の汚れが取れやすいのです。ですから、オイルプリングと歯ブラシ＋歯間ブラシを組み合わせることで、歯周病やむし歯の予防効果は高まると思います。

何より、オイルプリングを行うと、素晴らしい心地よさを体感することができます。**繰り返しになりますが、この心地よさが認知症予防において、最も重要なことなのです。**

◉私が行っているオイルプリングの方法

では、私が実際に行っている、オイルプリングの具体的な方法をご紹介します。

◆使用するオイル

オイルプリングへの使用が推奨されている植物性オイルは、主に次の5種類です。

・ココナッツオイル
・オリーブオイル
・ごま油（ごまを焙煎していない透明なもの）
・ひまわり油
・亜麻仁油

私は、この中でエキストラヴァージン・ココナッツオイルを使用しています。

◆オイルプリングのやり方

オイルプリングを行うときは、以下の手順で行ってください。

①植物性オイルを、大さじ3分の2～1杯（10～15cc）程度、口に含みます。口の中で唾液が加わることにより、最初に含んだオイルの倍以上の量になるので、このくらいの少量のオイルで十分です。

②唇を閉じ、オイルが歯間や表面に行きわたるように意識しながらブクブクうが

いをします。ポイントは、ガラガラうがいをしないこと。のどをキレイにするためのガラガラうがいでは、歯や歯間がキレイになりません。

③うがいの時間は15〜20分。初めは、口まわりの筋肉が疲れますので、10分から始めましょう。

④うがいが終わったら、ティッシュやビニール袋にオイルを吐き出して捨てます（排水溝に吐き出すと詰まりの原因になります）。うがいのあとのオイルにはたくさんの雑菌が含まれているので、決して飲み込まないでください。

オイルプリングのやり方

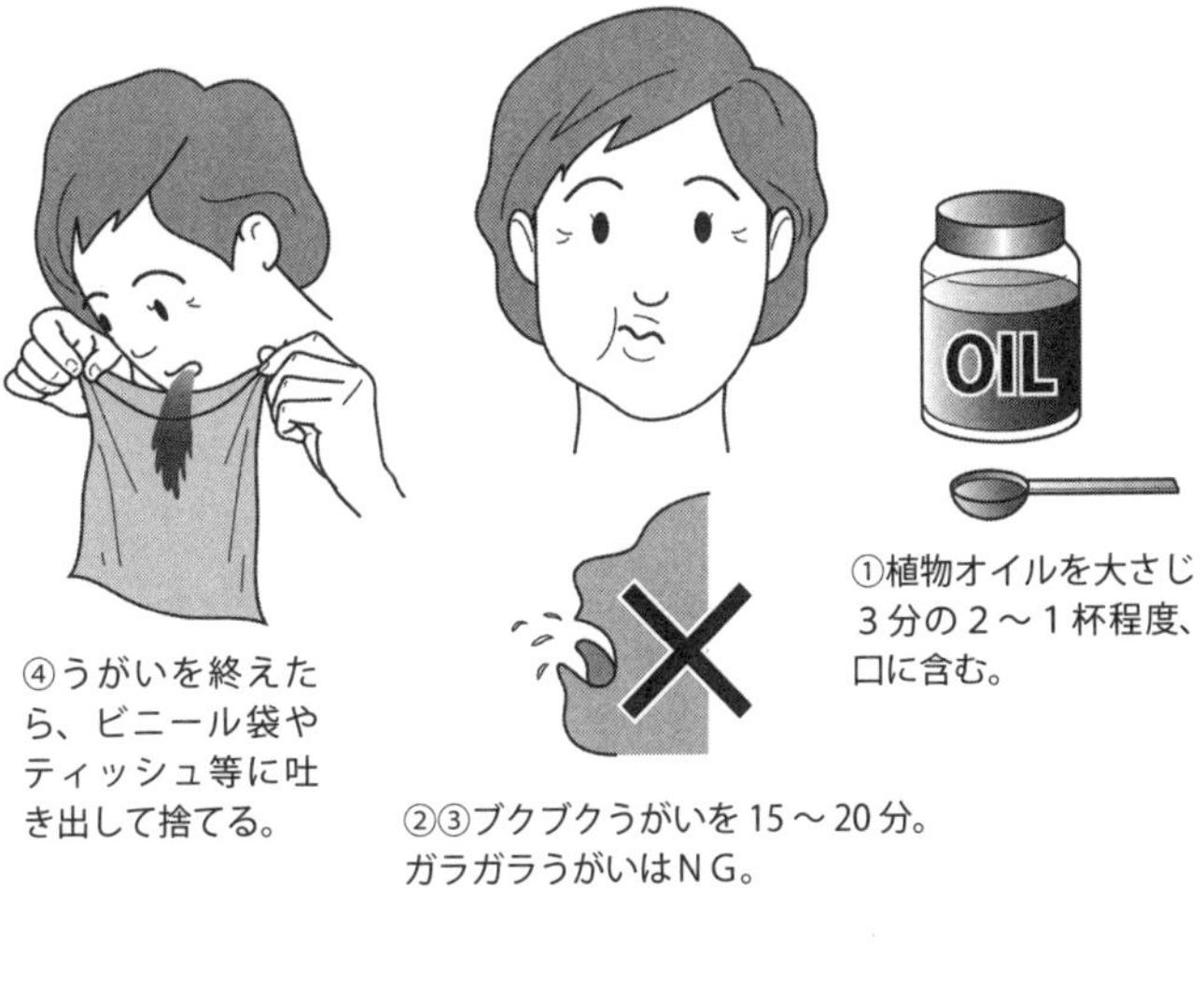
OIL
①植物オイルを大さじ3分の2〜1杯程度、口に含む。
②③ブクブクうがいを15〜20分。ガラガラうがいはNG。
④うがいを終えたら、ビニール袋やティッシュ等に吐き出して捨てる。

⑤オイルプリングをする回数・時間は特に決まりはありませんが、私のお勧めは、寝る前、または起床時です。オイルプリングでスッキリしてから就寝する。もしくは、オイルプリングで起床時の口腔内細菌が増殖している口腔内をキレイにするイメージです。

ここまでにご紹介した、ステップ1～7を続けることで、私の口腔環境は大きく変わりました。

専門の研究機関で口腔内細菌の種類や量を調べてもらったところ、当院のスタッフと比べても、歯周病の原因菌となる細菌の量が、私の口だけ異様に少なかったのです。

どのテクニックがもっとも効果的だったのかは不明ですが、さまざまなテクニックを併用すること、そして、長期間続けることで、歯周病の原因菌は確実に減っていきます。

もしその日にやり忘れても、思い出したときから再開する。

何よりも、続けることが大切です。

脳の老化を止めるために、あなたもできることから、毎日積み重ねていってください。

ステップ8 「ガム」で脳のゴミを押し流す！

◎ 噛んで噛んで、血流でアミロイドβを流す！

この章の最後にお伝えするのは、脳に刺激を与えて活性化すると同時に、脳に溜まった脳ゴミを押し流すために、脳血流をアップさせる最強テクニックです。

第2章の71ページでもお伝えしたように、脳には歯周病菌がもとになって生成される「アミロイドβ」が経年とともに溜まっていき、これが認知症を発症させたり、悪化させたりする原因となることがわかっています。

アミロイドβを脳から追い出すには、脳血流をさかんにして押し流すのが、現時点ではもっとも有効な解決法です。

脳血流をアップさせる、もっとも簡単な方法が、「噛む」ことです。 とはいえ、

「噛む」ために一日中ずっと何かを食べていたのでは、すぐに太って、かえって健康寿命を縮めることになりかねません。

そこでお勧めしたいのが「ガム」です。ガムを上手に活用することで、健康寿命を損なうことなく、脳ゴミを押し流すことができます。

ガムを噛んで、咀嚼回数を増やすことで、脳血流を増やして、効率的に脳ゴミを排出することが可能になります。

◉噛むことで脳が活性化！　集中力が高まる！

また、噛むことで脳血流がアップして、それが刺激となって脳が活性化された結果、反射神経・記憶力・判断力・集中力が高まるとも言われています。

例えばあなたは、テレビでメジャーリーガーが練習中や試合中にガムを噛んでいるシーンを見たことはありませんか？

「行儀が悪い」と顔をしかめる人も多いようですが、実は、彼らは自らのパフォーマンスを高めるためにガムをうまく活用しています。スポーツのプレイ中には、瞬間的な判断が必要な場面があります。そんなときは、体のキレとともに、頭のキレも求められます。そうしたときにガムを「噛む」と血の巡りがよくなり、集中力や判断力がアップするのです。

また、スポーツをするとき、安定した姿勢を保つことはとても重要です。私たちの体は、姿勢のバランスが崩れたときに、無意識に、「抗重力筋《こうじゅうりょくきん》」と呼ばれる筋肉を働かせてバランスを保ちます。この「抗重力筋」のひとつが、「噛む」ときに使う「咀《そ》嚼筋《しゃくきん》」です。つまり、**ふらつかずにいつまでもしっかりと立っているためには、咀嚼筋を鍛えることが欠かせないのです。**

プロ意識の塊である彼らは、自らのパフォーマンスの質を上げるために、「噛む」ことの力を活用して、誰もが目をみはるすばらしいプレイを生み出しているのです。

ちなみに、「噛む」ことの重要性をよく知っているイチロー選手は、1日に5回も歯をみがくそうです。

◉他にもある！　咀嚼がもたらす8つの効果

さらに「噛む」ことには、認知症予防や脳のパフォーマンス向上の他にも、次のような効果があるとされています。

①がんや生活習慣病の予防

唾液には、発がん性物質が作り出す活性酸素を消す作用がある「ペルオキシダーゼ」が含まれているため、咀嚼回数を増やして唾液の分泌を促すことで、がん予防の効果が期待できます。他にも、心筋梗塞や脳卒中、動脈硬化、糖尿病、骨粗鬆症《こつそそうしょう》などの予防にも有効だと言われています。

②免疫力アップ

噛むことで副交感神経を刺激します。白血球中のリンパ球をコントロールする役目のある副交感神経を優位にすることにより、リンパ球を増やし、免疫力を高めます。

③アレルギー性の病気予防

未消化のまま腸管に届いた食べ物が抗原となり、アレルギーを発症することがあります。食べ物をしっかり噛み、唾液とよく混ぜて消化することで、抗体の反応を抑えることができ、**食物アレルギー、アトピー性皮膚炎、花粉症などの予防にも効果があると考えられています。**

④口臭予防

噛むことで唾液の分泌が促進されます。唾液には口腔内細菌を抑制する効果があるので、細菌が発生させる口臭も抑えることができます。

⑤ダイエット効果

よく噛むことで味覚が刺激されると、交感神経を高めるホルモン「ノルアドレナリン」が分泌されます。その結果、**全身の細胞の働きが活発になり代謝がよくなって、太りにくい体になります。**

⑥シワ予防効果

また、噛む動作により、口のまわりの筋肉が鍛えられ、**シワやたるみを予防する効果も期待できます。**

⑦幸福度アップ効果

幸せホルモン「セロトニン」は咀嚼することでも分泌されます。咀嚼回数を増やすことで、ストレス緩和効果やリラックス効果を得られます。

⑧人付き合い円満効果

セロトニンは人に共感する脳の働きにも関わりが深く、咀嚼回数を増やしてセロトニンを分泌させることで、**恋愛や人付き合いもうまくいくようになります。**

食べることの象徴である「噛む」ことは、人間の生命維持の基本です。生きるためにもっとも重要な行為には、このように生きるために欠かせない効能が付随してきます。

◉激減する咀嚼回数

しかし残念ながら、時代を経るにつれて、「噛む」回数は激減しています。

現在、日本人の平均咀嚼回数は、一食あたり約６００回と言われています。

しかし、時代をさかのぼると、江戸時代は一食あたり約2000回、鎌倉時代は3000回、弥生時代にいたっては4000回も咀嚼していたとされています。現代人は過去に例がないほど噛む回数が少ないのです。

これほどまでに「噛む」回数が激減した理由は、昔に比べて食べ物がずいぶん柔らかく、食べやすくなったことです。

戦前まで、私たち日本人は、根菜など食物繊維が多く硬いものを中心に食べていました。ところが、近年ではそうしたものは避けられがちで、柔らかい食べ物を好む人が増えています。

認知症が増えているのは、こうしたことに一因があるのかもしれません。

歯が弱って噛むことができなくなった高齢者は特に、柔らかい食べ物を好むようになります。しかし、柔らかいおかゆやペースト状の食べ物ばかり食べていると、咀嚼回数が減って脳血流が減り、脳の老化が加速し、そのうえ、摂取できる栄養の種類が偏ってくるため、栄養状態が悪くなり、どんどん体も弱っていくのです。

噛むことが生命維持の基本なら、噛まなくなることは生きることから遠ざかっていることと言えるでしょう。私たちは噛むことで、生きることを取り戻さなくてはなりません。

◉1日3回、5分以上ガムを噛む

現代社会では、食事の際に行う咀嚼だけでは、噛む回数が不十分です。

そこで、食事と食事の間にこまめにガムを噛むことで、足りない分の咀嚼回数を補い、脳の老化を止めて、若返らせていきます。

ガムの噛み方の目安としては、1日3回。1回につき5分以上は噛んでください。

唾液による歯の再石灰化効果を高めるために、1粒ずつ、毎食後に噛むとよいでしょう。

あるいは、就寝前に噛むのも効果的です。唾液パワーで口腔内細菌が減らせるので、**このタイミングで噛んでおくと、朝の起床時の口臭を減らすことができます。**ただし、ガムを噛むことでプラークを落とすことはできないので、ガムだけに頼らず、歯みがきをしっかりすることが重要です。

ガムを噛むときは、口の中で噛む場所を変えて、左右交互に噛むようにしましょう。ガムを片側の歯だけで噛む癖のある人は、あごの筋肉がアンバランスになって顔が歪むことがあります。そうした筋肉のアンバランスが、頭痛や歯痛の原因になることもあるので注意しましょう。

また、相手によっては、人前でガムを噛むことが失礼にあたる場合もあります。場所や相手を考えて、一人でいるときに噛んだほうが無難かもしれません。

◉長谷川がお勧めするガム

ガムを選ぶ際は、次の成分が含まれているものがお勧めです。

これらのガムにはむし歯予防を助ける働きがあります。

①キシリトール

白樺や樫の木などを原料としてつくられる天然素材の甘味料。プラークの量を減らし、歯みがきで落としやすくする、酸をつくらない、むし歯の原因菌であるミュータンス菌を減らす、フラノンとリン酸カルシウムの効果で再石灰化を助けるなどの効果があります。むし歯予防にはキシリトール含有率が90％以上の歯科医専用のキシリトールガムが効果的です。

②リカルデント（CPP-ACP）

牛乳の蛋白質からつくられています。歯のエナメル質の再石灰化を助けます。

③ポスカム（POs-Ca／リン酸化オリゴ糖カルシウム）

じゃがいもを原料とするオリゴ糖でつくられています。唾液の質を改善して、リン酸とカルシウムの比率をエナメル質に近い比率にすることで、口内の酸によって溶け出した歯の修復を行います。また、プラーク中のpHを酸性から中性に素早く変えて、歯が溶け出すのを防ぎます。

④L．ロイテリ菌

人由来の乳酸菌。むし歯や歯周病の原因菌を減らす効果があるとされています。
紹介した商品のいずれを選ぶかは悩まれるかもしれません。商品はネットで簡単に購入できますので、一度試してみてください。
私の場合は、糖質の含まれていないキシリトール入りのガムと、ロイテリ菌を含むガムを愛用しています。

一方で、お勧めしないのは、次のようなガムです。

× 糖類を含むもの

むし歯菌のエサである糖類が入っていては意味がありません。糖類0gのものを選びましょう。甘味料としては、キシリトール、ソルビトール、マルチトール等がお勧めです。一般的に「○○トール」という甘味料は、キシリトールと同じ糖アルコール類で、むし歯にならないことが特徴です。

× 酸性物を含むもの

クエン酸や果汁入りなどの、それ自体が酸性のものは避けましょう。酸性度にもよりますが、歯のエナメル質が溶け出す可能性があります。

おいしくてむし歯にならない、そして安心な特定保健用食品のガムを積極的に利用して、丈夫な歯を保ちましょう。

ただし、認知症が進行している方や、ものを飲み込む嚥下機能が低下している方の場合は、ガムをのどに詰まらせてしまう危険性があるので、あまりお勧めができません。

そうした状況に陥らないように、普段からガムを噛んでおくことが非常に重要です。こまめにガムを噛むことで、脳血流を活発にして脳のゴミを押し流し、認知症リスクから脳をしっかりと守りましょう！

第4章

歯医者さんを味方につける

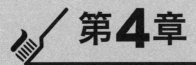

√「ケアができているか」評価してもらうために通う

◉歯の専門家の協力が必要な理由

毎日、適切な歯みがきを積み重ねていけば、あなたの口の中は確実にキレイになり、脳もキレイになって活性化していきます。

ただし、注意していただきたいのが、しっかり歯みがきができているかどうかは、歯医者さんや歯科衛生士さんでなければ確認できないということです。

プラークは黄白色で、歯に近い色をしているため、専門家でない人が肉眼で見てもよくわかりません。プラークが固まった歯石になるともっとわかりにくいので、日ごろ自分で行っている歯みがきが適切かどうか、プロにチェックしてもらう必要があります。

どんなに丁寧にみがいても、歯並びやみがき方の癖の関係で、みがき残す箇所が出てくることもあります。プラークは食後4～8時間程度で発生し、そのまま放置すると、24時間程度で硬い歯石になると言われています。一度歯についてしまった歯石は歯みがきで取ることが難しく、歯医者さんや歯科衛生士さんが用いる器具でしか取ることができません。

ですから、**本気で脳の老化を防ぎたいのであれば、定期的に歯科医に通い、日々自分で行っている歯みがきを、プロに評価してもらう必要があります。**

評価の結果、歯みがきの効果がきちんと出ていればそのままのケアを継続、みがき残しがあるなら歯石を取ってもらい、さらにケアの問題点を指摘してもらって、みがき方を改善しなければなりません。

◉ 治療歯科から、予防歯科の時代へ

中には、「歯医者」と聞いただけで、ドリルで歯を削るキュイーンという音を思い出して、「嫌だなぁ、怖いから歯医者にだけは行きたくない」と思う人もいるかもしれま

せん。

ですが近年、「治療」よりも、「予防」に力を入れる歯科医も増えています。例えば、歯周病患者の場合、初期段階ではほとんど自覚症状がなく、違和感に気づいたときには歯茎や歯根が弱りきっていて抜歯するしかないということが多々あります。そうなる前に予防することが、私たちのＱＯＬ（生活の質）を高め、健康寿命を延ばして、脳の老化を防ぐことにつながります。

意識の高い歯科医院では、早いうちからこのことに気づいていて、治療だけでなく、メンテナンス（口腔ケア）を非常に重要視しています。

時代は「治療歯科」から「予防歯科」へと、移り変わろうとしているのです。

例えば、国民皆保険制度が存在しないアメリカでは、無保険の人がむし歯になって歯科医にかかると、１本につき20～30万円程度の治療費がかかると言われています。ここまで高額だと、一般の人々はなかなか治療することができません。

そのため、予防歯科のシステムが非常に発達しています。その一環で、歯科衛生士さんは独立開業し、メンテナンスを中心としたケアを提供することができます（日本では、歯科医がいなければ開業できないシステムです）。

このような予防システムを活用しているため、アメリカ人が歯周病やむし歯で歯を失う確率はとても低くなっています。

◉歯科を定期受診すると、生涯医療費が安くなる

定期的な歯科受診で、生涯医療費が大幅に下がるという報告もあります。

トヨタ関連部品健康保険組合と豊田加茂歯科医師会が共同で、組合員の医療費と歯科受診歴のデータを分析。その結果、定期的に歯科受診をしてプラーク除去をしている人は、28歳までは総医療費が平均よりやや高かったものの、49歳を過ぎると平均を下回るようになることがわかりました。また、この金額差は、年齢を重ねるごとに大きくなることもわかっています。

定期検診を受けている人の医療費が安くなるのは、定期的に歯科医に歯をケアしてもらうことで、糖尿病などの生活習慣病をはじめとする全身疾患リスクが抑えられて

いるためだと考えられています。
歯科の定期受診は、あなたの健康寿命や脳の寿命を延ばしてくれるだけでなく、家計も助けてくれるのです。

例えば、北欧では、最低年2回、歯科でプラーク除去をしない限り保険適用ができない国もあるそうです。それほどまでに、歯と全身の健康状態の関連が認知されて、プロによるチェックとケアの有効性が重要視されているということでしょう。
神奈川歯科大学の山本龍生教授らのグループが、65歳以上の日本人4425人を4年間追跡調査した研究によると、かかりつけの歯科医院のない人は、かかりつけの歯科医院で定期検診を受けている人と比べて、平均1・44倍認知症になりやすい傾向が見られたそうです。

最先端の情報に誰よりも詳しく、実行力にも秀でているホリエモンこと堀江貴文さんは、こうしたことをよく知っていて、どこへ行くにも歯ブラシとフロスを持ち歩き、定期的に歯科でプラークを取ってもらっているそうです。

「認知症になりにくい」予防歯科の見分け方

では、定期受診のために通うとしたら、どんな歯科を選べばよいのでしょう?
日本でも、メンテナンス重視の歯科は年々増えていますが、まだ歯科全体の2~3割ほどしかありません。その2~3割の中にも、高度なメンテナンスをしてくれるところと、そうでないところがあります。

歯周病に対する知識が浅い歯医者さんや、あまり腕のよくない歯科衛生士さんに当たると、プラークは取ってくれても歯石はまったく取れていなかったり、まだ抜く段階ではなかった歯を抜かれてしまったり……ということもあるようです。

次に、きちんとメンテナンスをしてくれる歯科医を見つけるためのポイントを記しました。**歯科医を探す際は、次の6つの項目を満たしているかチェックしてみてください。**

①ホームページが充実している

今の時代、患者さんへの丁寧な説明は必須です。そのためには、ホームページで、患者さん自身が経営する歯科クリニックの理念・取り組みを情報発信することは、患者さんへの最低限の義務だと思います。**ホームページがない、あっても丁寧な情報発信をしていない歯科クリニックは論外です。**

②歯科衛生士さんがいる

歯科衛生士さんは、メンテナンスに力を入れている歯科クリニックに集まります。平成28年の調査によると、約10万人程度の歯科衛生士さんがクリニックで働いていると言われています。クリニックの数は全国で7万軒程度。つまり、クリニック1軒当たりの歯科衛生士さんの数は平均1・5人程度です。しかし、これはあくまで平均値。**腕のよい歯科衛生士さんほど、自分を積極的に登用してくれるメンテナンスに力を入れている歯科クリニックに集まります。**

ちなみに、歯科衛生士さんがいない歯科クリニックは問題外。「歯が痛くなったら治療する」という昔のスタイルを通しているレベルの歯科クリニックには、そもそも歯科衛生士さんは不要です。

③歯科用チェアユニットの数が多い

できれば歯科クリニックの歯科用チェアユニット数は、5台以上あると安心です。実は歯科クリニックの歯科用チェアユニット数の平均は3台。**しかし、3台ではどうしても治療が中心になってしまい、メンテナンスが十分に行えません。**

近年、メンテナンスに力を入れる優秀な全国の歯科医院を中心に、歯科衛生士さんが活躍するようになり、歯科用チェアユニットを10台以上備えるような歯科クリニックも登場してきています。

④医療法人である

メンテナンスを積極的に行うには、それなりの設備・人の雇用が必要になります。そのためには、歯科クリニックの経営的基盤が不可欠です。一般的には、多くの患者さんに支持されて年商が1億円を超えると、個人から医療法人になることが多いようです。２０１６年10月の資料によると、歯科クリニック６８９４０軒のうち、医療法人は１３３９３軒。全体の約19・４％です。

私は、認知症専門医でありながら、歯医者さんや歯科衛生士さんと協力して包括的な治療を行う「医科歯科連携」を実践していますが、彼らと仕事をするようになって、**積極的にメンテナンスをしてくれる歯科医院は全体の２〜３割だと感じるようになりました。歯科の医療法人の19・４％という割合は、不思議とこの数字に近いのです。**

⑤マスクを取って説明してくれる

医療法人であるかどうかは、ホームページや看板に記載されています。

研修医に「接遇」を教える先生や歯科大学では、「患者さんに説明するときには、マスクを取って説明するように」と指導されるようです。ただ、実際の歯科医院では、なかなか実践されていません。しかし、**私がお付き合いしている優秀な歯科医の先生は、必ずマスクを取って説明されます。**

⑥保険外診療のメリットを説明してくれる

歯科治療において、保険診療で行われるのは必要最低限の医療です。ゆえに、保険診療で使われる材料には、健康上のデメリットがある場合もあります。例えば、「歯科鋳造用12％金銀パラジウム合金」。いわゆる「銀歯」ですが、これにはアレルギーの原因となる可能性がある「パラジウム」が含まれています。このパラジウムは、ドイツでは安全性に問題があるとして使用禁止になりました。また、銀歯の場合、詰め物や被せ物の下がむし歯になる「二次むし歯」のデメリットもあります。治療の際に、保険診療のデメリットを説明してくれるかどうかも、信頼できる歯科医選びのポイントです。

お恥ずかしい話ですが、実は私は最近まで「歯科の保険外診療はお金儲けのため」と勘違いして、保険でまかなえる銀歯を使用していました。しかし、実際に調べてみたところ、本当に患者にとって安全で効果的な治療は保険外診療なのです。

例えば、保険外診療の金歯であれば、金属アレルギーを引き起こしにくく、二次むし歯にもなりにくくなります。私自身、お願いして詰め物をすべて金歯に変更してもらいました。費用はかかりましたが、健康には代えられません。

なるべく通いやすいところで、この6つを満たしている歯科医を見つけるのがよいでしょう。一生お付き合いをするつもりで、定期受診のためのクリニックを選んでください。

髪を切るがごとく、歯科を受診しよう

直近の1年間に、歯の健康診断を目的として歯科を受診した回数を聞いたところ、アメリカでは「2回」、スウェーデンでは「1回」と回答した人が最も多いという結果でした。

一方、日本で最も多かった回答は「直近1年間は受診していない」というもの。その割合は57・5%と過半数にも上ります。

しかし、脳と全身の健康を守りたいのであれば、定期的な歯科受診は不可欠です。歯医者さんや歯科衛生士さんを味方につけることほど、心強いことはありません。

私の場合は、2か月に1回、かかりつけの歯科医院を定期受診して、普段の歯みがきがきちんとできているかをチェックしてもらい、みがき残した箇所の歯石を除去してもらっています。

これは、自分が散髪に行くのとほぼ同じタイミングなので、私の中では「散髪をしたということは、そろそろ歯科のメンテナンスだな」と散髪と歯科受診がセットになっています。

あなたもぜひ、髪を切りに行くのと同じくらいの気軽さで、2〜3か月に1度、歯科の定期検診を受けてください。

むし歯がある人は、治療の恐怖が先に立って、なかなか足が向かないかもしれませんが、一度治療が終わってしまえば、その後は怖い思いをすることもありません。口腔ケアを受けるだけなら、むしろ心地よいもの。この心地よいケアを続ければ、再びむし歯になることも、歯周病が悪化することもありません。

心地よい歯科の定期検診を気軽に受けることが、あなたの命を守ることになる。そのことは覚えておいて、決して損はないはずです。

歯医者さんと歯科衛生士さんにお伝えしたいこと

⦿「医科」の中の歯科が、これからの歯科医療を拡大する

この章の最後に、歯医者さんと歯科衛生士さんにお伝えしたいことがあります。

それは、これから本格的に「歯科」の時代がやってくるということです。

認知症患者さんが定期的な歯のメンテナンスを受けることは、認知症の予防・改善につながります。ますます高齢化が進み、認知症患者が増えるとされている**これからの時代において、どこよりも求められるのは「歯科」だと言えるでしょう。**


このことを非常に重要視している私は、外来で歯科衛生士さんを雇用して、「医科歯科連携」を実践しています。そして当クリニックでの診療の一環として、患者さんには歯科受診について重要性を説明をしています。説明を受けた患者さんの中には、歯

科に対する意識を改めて、かかりつけの歯科医を受診される方が少なくありません。

しかし、せっかく患者さんたちが受診しても、1～2回の「治療のみ」で終了してしまう歯科クリニックが大半のようです。あるいは、せっかく歯科に再び足を向けるようになったのに、「むし歯がないから大丈夫」と歯医者さんに言われて、メンテナンスを施されずに帰ってくる患者さんもいらっしゃいます。

この点については、かつて私自身がそうだったように、**歯科の先生方にも「歯科医療」と「認知症」とを結びつけて考えるという視点がまだ稀薄なのだな、と実感しています。**

繰り返しになりますが、歯科でプラークコントロールなどの定期的なメンテナンスを受けて、歯周病を予防・改善することは、認知症患者の脳の老化防止につながります。また、全身疾患リスクを下げて健康寿命を延ばすことにもつながります。

そうした観点から、**私はすべての医療機関に、歯医者さんや歯科衛生士さんが常駐していてもいいのではないかと思っています。**中でも、高齢者が通う医療機関や介護施設では、特にその必要があるはずです。これからは「医科歯科連携」で診療に当たることが、人々の健康を守るために、なにより重要だと考えます。

歯科の方にとっても、医科と連携することで、活躍の場をさらに広げることが可能になります。「医科」の中の歯科こそが、これから先の歯科医療を拡大するのではないでしょうか。

実際、歯科医院においては、小児患者以外は、ご自身で通院できる自立した方がほとんどだと思いますが、当院のような認知症外来に、本人だけで通院できる方は1割もいません。つまり、歯科にかかりたくとも一人では受診できない方が、在野には埋もれているのです。

歯科医は過当競争と言われていますが、こうした潜在的な患者さんに目を向けていくことが、歯科医療の拡大につながるのではないでしょうか。

人口減少の日本では、医科も患者さんが微減しています。だからこそ、医科と歯科が互いに協力しあい、ともに安定した経営基盤をつくりあげる。そうすることで、患者さんにこれまで以上に喜んでもらえる診療を提供できるようになるはずです。

◉白衣の前では、誰もが素直に口を開ける

とはいえ、当院のような認知症専門クリニックと連携する場合、「認知症患者さんの対応に慣れていないから、連携は難しい」と思われる歯医者さんも多いと思います。「認知症の患者さんは、治療を拒否したり暴れたりするのではないか」という懸念をお持ちの方もいるでしょう。

しかし、どれだけ症状が進んでも、認知症患者さんの社会性は最後まで維持されます。

事実、当院でも100人を超える認知症患者さんに歯のケアを受けていただきましたが、歯科衛生士さんのケアを拒否された方は一人もいませんでした。

例えば当院では、歯科衛生士さんに関わってもらうことで、以下のような改善事例が見られました。

65歳の男性患者Fさんは、若年性アルツハイマーで重度の認知機能障害があります。介護拒否をし、これまでは奥様が歯をみがこうとしても激しく拒否をしていました。

しかし、若い女性の歯科衛生士さんに担当してもらったところ、素直に従って口を開けて、歯のケアを受けてくださいました。これを見た奥様は少々複雑な表情をなさっていましたが、こうして歯のケアによる心地よさを知った後は、これまで拒否していた、奥様による歯みがきにも素直に従うようになりました。おそらく歯科衛生士さんにしてもらったケアで、歯みがきの心地よさを思い出したのでしょう。

このように、認知症が進行しても、生命の基本につながる「心地よさ」を感じる能力はいつまでも残りますし、歯科衛生士さんの白衣を目にすると素直に口を開けてくださいます。

ですから、そのあたりはさほど心配する必要はなさそうです。

また、「認知症患者さんの歯を、どこまでケアするのか」という問題もあると思います。

この点に関して、個人的には、**完全な歯科治療を提供するところまでいかなくて**

も、定期的な口腔ケアをしていただけるだけで、認知症や全身疾患の予防・改善につながるため、とても意味があると思っています。

医科においては、高齢の患者さんの場合、がんでも手術をせずに敢えて放置することがあります。歯科の世界では、むし歯があれば治療することが当たり前かもしれませんが、認知症の患者さんを対象とする場合、痛みなどの明らかな症状がないのであれば、敢えて治療は行わず、メンテナンスを中心とするのも、アリなのではないでしょうか。

◉「おばあちゃんだけでなく、私もお願いできませんか」

もうひとつ、認知症患者さんが受診する際の特筆すべき点として、付き添いがついてくるということが挙げられます。

認知症患者さんは一人での来院が困難なため、たいていはご家族が付き添われます。治療の際は、歯科用チェアユニットのそばにご家族が付いてくることも想定していただくとよいでしょう。

私のクリニックでも、ご家族に歯科用チェアユニットのそばにいていただき、患者さんの口の中を一緒にチェックしてもらうことにしています。

興味深いのは、患者さんが丁寧なメンテナンスを受けている姿を見ると、付き添う方も、「おばあちゃん（おじいちゃん）だけでなく、私も歯のメンテナンスをお願いできませんか？」とおっしゃられることです。

患者さんの口の中がみるみるキレイになり、しかも、心地よさそうにメンテナンスを受けている姿を目の当たりにすると、どうやら自分もやってもらいたくなるようなのです。

つまり、認知症患者さんを一人診ると、そのご家族も歯科の患者さんになってくれる可能性が高いわけです。歯科の方が、認知症クリニックと連携すると、このような特典もついてくることが期待できます。

◉歯科衛生士さんが、認知症患者の社会性を目覚めさせる

そしてこの先、誰よりも「医科」で活躍していただきたいのが、歯科衛生士さんです。認知症患者さんに限らず、歯科衛生士さんが高齢の患者さんに対して、できることはたくさんあります。

先述したように、プラークコントロールを行うことで認知症や全身疾患の予防ができますし、寝たきりの高齢者がかかりやすい誤嚥性肺炎の予防をすることもできます。また、口内を刺激することで年齢とともに低下する嚥下機能の維持を助けることもできます。

歯科衛生士さんは、「医科」で行う仕事を通じて、患者さんの人生をよりよくするために深く関わることができるのです。

例えば、私のクリニックの84歳の女性患者Fさんは、当院で歯のメンテナンスを始めてから、口の中を見られることをとても意識するようになりました。以前はおざなりでしたが、今では来院前に、必ず入れ歯を外して歯もみがいてこられます。やはり

女性はいくつになっても、見られることで、美意識が高まるようです。

このように、歯科衛生士さんが口腔ケアを行うことで、社会性を通じて患者さんの認知機能を向上させることも可能だと思います。

◎助けが必要な人ほど、自力では通えない

とはいえ、日ごろから歯科に通っている患者さんの口の中と、認知症患者さんのように口腔ケアを忘れてしまった方の口の中は、まったくの別物です。

認知症患者さんの場合、週に1～2回しか歯をみがかない方もいらっしゃいますし、入れ歯を何年間も外したことがないという方も多くおられます。正直に言えば、これまで私が認知症外来で見た患者さんの口の中はびっくりするほど汚いことがほとんどでした。

当院で歯のケアをしてくれている歯科衛生士のKさんも、外来診察を始めた当初は、患者さんの口の中を見て「まさか、こんなに汚いなんて……」と言ったきり、黙ってしまったほどです。

歯みがきができていないのはもちろん、治療をしていないむし歯だらけだったり、歯が抜けたままの状態で放置されていたり……。

「歯科医院なら即治療レベル。キレイな人がいれば奇跡、という状態です。認知症外来にやってきて気づいたのは、歯科医院に通われる患者さんというのは、歯科医療を必要としている患者さんの氷山の一角だったということです」とのちにKさんは語っています。

認知症外来で働いてみてはじめて、歯医者さんや歯科衛生士さんの手助けを切実に必要としている人ほど、歯科医院に通えないという現実を目の当たりにしたのです。

認知症患者さんに口腔ケア指導をしても、その後、状況が改善されないことも多々あります。けれど、私からは、やる気をなくしてやめないでほしいと歯科衛生士さんには伝えています。

なぜなら、先ほどもお伝えしたように、**高齢者の健康を守る基本を担うのは、誰よりもまず歯科衛生士さんだと思うからです。**

私たちの力を必要としている方々を助けるために、歯科と医科が積極的に連携する。そんな意識を持っていただき、同時に経営を安定させる。

その意識の先にあるのは、誰も損をしない、むしろ得をする、そんな世界だと思っています。

第5章

心地よい歯みがきで、脳をみがき続けよう！

認知症は「もの忘れ」ではなく、「やる気」の喪失から始まる

この本の最後にお伝えしたいのが、脳の老化を防いで若返らせるために私がもっとも必要だと思っていること。それが、第3章の歯みがきテクニックのレベル3で「スペシャルテクニック」として採り入れた「心地よさ」についてです。

当クリニックでは、患者さんのご家族から、「認知症改善のために、何をすべきでしょうか」という質問をしょっちゅういただきます。その際に、私がいつもお伝えするのが、**「『患者さんご本人にとって心地よいか、否か』を判断基準とし、患者さん自身が心地よいと感じることを積極的に行ってください」ということです。**

なぜなら、「心地よさ」こそが、認知症状の進行を食い止め、ときには、改善させて

くれる最も効果的なものだからです。

認知症患者さんの脳を調べると、記憶を司る「海馬《かいば》」より、感情を司る「扁桃核《へんとうかく》」が先に萎縮することが知られています。

そのため、認知症患者さんには、もの忘れといった記憶力の低下より先に、感情の喪失が見られます。その現れとして、表情の喪失や意欲の低下といった初期症状が現れることのほうが多くなります。どうやら、海馬に隣接している扁桃核の萎縮が、やがて海馬の萎縮も引き起こすようです。

つまり、喜怒哀楽を感じられなくなったり、やる気を感じられなくなってきたときに、そのまま対処せず放っておくと、記憶力が低下して、認知症が悪化するのです。

心地よさが「やる気」を呼び起こし、脳のスイッチをオンにする

では、扁桃核が萎縮しはじめて、表情の喪失や意欲の低下が見られるようになった場合、どう対処したらよいのでしょう?

扁桃核に刺激を与えればよいのです。

扁桃核を刺激するには、五感(視覚・聴覚・嗅覚・味覚・触覚)のすべてを刺激するのがベスト。五感が刺激を受けると、扁桃核が刺激されて、喜び、楽しみ、苦しみ、悲しみなど、さまざまな感情が呼び起こされます。

ただし、このときに五感が受けた感情が「不快」なものでは、たとえ感情が呼びさまされても、意欲は低下してしまいます。

例えば、あなたが外に食事に出かけたとしましょう。そのとき出された料理の盛り付けががっかりするほど貧相だったり、胸やけするニオイがしたり、嫌いな味つけだったり、思ったよりもぬるかったり。あるいは、他のお客さんの中にやたらと騒ぐ人がいて、お店の中がうるさかったり。こんなふうに「不快」な体験をしたら、「またあのお店に行きたい」という意欲は、おそらく湧いてこないのではないでしょうか。

しかし、五感が受けた刺激が「心地よい」ものだったら、どうでしょう？

料理の見た目は息をのむほど美しく、食欲をそそるおいしそうなニオイがします。食べると大変好みの味つけで、ほどよい歯ごたえもあり、舌に感じる熱さもちょうどよいくらいです。さらに、お店のスタッフはとても感じがよく、楽しい会話がポンポン弾んで……。

こんなふうに、五感で受けた刺激が「心地よい」ものであれば、「ぜひ、またあのお店に行きたい」「あの心地よさを、もっと！」という意欲が湧いてくるはずです。

この「心地よさを、もっと！」という意欲が、「私はこれをしたい」という主体性を呼び覚まします。**自主的に何かをしたいという衝動が、やる気スイッチをオンにして、脳をシャキッ！　と目覚めさせるのです。**

自主的に何かをしたいと思ったとき、人はそれを得るための方法を自力で考えます。先ほどの外食の例で言えば、お店に再訪の予約を入れるために電話番号を調べたり、そこに出かけるための道順を調べたり、お店にふさわしい服装を考えたり。自主的に考えて行動するから、集中力も記憶力も自然と高まります。

つまり、「心地よさ」で「やる気」を取り戻すことが、脳を元気にして若返らせる、もっとも簡単で効果的な方法なのです。

かつて私が勤務医だったころ、こんなシーンを目撃したことがあります。

勤め先の看護師さんが、認知症患者さんの口の中に、何かを塗りたくっていました。何をしているのだろうと手元をのぞいてみると、**看護師さんが手で患者さんの口の中に塗っていたのはチョコレートでした。**

「この方は、認知症で『食べること』自体を忘れて、拒食状態になっています。でも、

『甘味』って誰にとっても、たいてい心地よいものでしょ。だから、口の中に甘いものを入れることで、食べることの心地よさを思い出してもらってるんです」

看護師さんの言うとおり、始めは無表情でほとんど反応しなかった患者さんも、チョコレートの甘さを感じるにつれてどんどん表情を和らげて、やがては食欲を取り戻しました。まさに、「心地よさ」が、もっと食べ物を摂取したいという「やる気」を呼び覚ましたのです。

✓ポイントは「本人にとって」の心地よさ

「心地よさ」は、どんな種類のことであっても、脳を若返らせると私は考えています。

ただし、脳寿命にとって重要なのは、この章の冒頭でもお伝えしたように、「本人にとって」の心地よさです。

例えば、ときどきメディアで、「脳によい音楽」というふれこみでクラシックの名曲を紹介していることがあります。この場合も、重要なのは、聴く本人が音楽を楽しめるかどうか、「心地よい」と感じられるかどうかだと思います。

クラシックを「退屈」と感じる人にとって、無理をして長時間聴き続けることは、単純に不快でしかありません。それよりも、本人が聴いていてうっとりする、ワクワクするなどの「心地よさ」を感じるのであれば、歌謡曲やポップス、アイドルの歌のほうが脳にとってはよいのです。

では、本書のテーマである「歯のケア」はどうでしょう?

中には「歯みがきは面倒くさいから好きじゃない」とか、「忙しいから、歯みがきをする時間があったら寝ているほうがいい」という方もいらっしゃると思います。そういう方にとって、やはり歯のケアは「不快」なものなのでしょうか?

確かに、私の患者さんたちの中にも、歯科衛生士さんによるケアを受ける前は、歯みがきにあまり乗り気でない方もいらっしゃいます。そんな方は、歯科メンテナンスの部屋に入るとき、緊張して難しい顔をしています。

けれど、30~45分のメンテナンスを終えて部屋を出てくると、皆さん、一様に晴れ晴れとした表情をしているから驚きです。みがくまでは面倒だったり心理的な抵抗があったりしても、実際に、歯の間にはさまった食べカスや歯の表面のネバつきやザラつきを取り除いて、水でキレイに洗浄してもらうと、「ああ、さっぱりした！」という「心地よさ」と感じるのではないでしょうか。

歯のケアを終えてさっぱりした患者さんたちは、受付のスタッフに一言二言声をかけてから、嬉しそうに帰られるそうです。そんな患者さんの笑顔を見ると、スタッフもなんだか嬉しくなると言います。

歯のケアで、表情の乏しかった患者さんに笑顔が戻り、他人に声をかけるという社会性まで戻った。これはやっぱり歯みがきが、多くの方にとって、心地よいものだからだと思います。

なぜボケない人は、90歳でも肉を食べるのか

「心地よさ」は、どんな種類のことであっても、脳を若返らせると私は考えています。

例えば、世の中には、90歳を超えても、脳も体も元気で溌剌《はつらつ》とした高齢者がいますよね。あなたの身近にも、そういう方がいらっしゃるのではないでしょうか。

その方たちのことを思い浮かべてみてほしいのですが、彼らは「天ぷら、ウナギ、焼肉」などの油っこい食事が大好物だったりしませんか?

私が見ていても、お元気な高齢者は、毎週のようにそんな食事を楽しんでいます。固い肉なども平気でムシャムシャと噛み砕き、若い人よりも食欲が旺盛なこともあります。

なぜ彼らがこの歳になってもボケずに元気でいられるかと言えば、やはり歯が丈夫だからこそ得られる数々の「心地よさ」を、ずっと味わってこられたからだと思うのです。

例えば歯周病などで歯がグラついていたり、入れ歯があわなくて痛みがあったりすると、噛み切るのが大変な肉などは、食べたくても食べられなくなります。でも、歯が丈夫なら、いくつになっても自分が大好きなものを食べ続けることができますよね。

「おいしい！」という心地よさを何回でも味わえるわけです。

好きなものであればたくさん食べるので、自然と咀嚼回数も多くなります。噛む回数が増えると消化液の分泌が促進されますから、胃や腸での消化が楽になって、油っこい食事も平気になります。食事のたびに胃がもたれていたら食事が不快でしかたがありませんが、いつも楽に消化ができれば、心地よい「満腹感」を得ることができます。

食事は誰もが、毎日必ずすることです。そのたびに毎回このような「心地よさ」を感じられる人と、不快感しか残らない人を比べれば、脳が受ける刺激の量はまったく異なるはずです。当然、毎回「心地よさ」を感じられる人のほうが、脳は生き生きと元気で、若さをキープすることができるでしょう。

歯が丈夫ならたくさん食べることができるから、脳だけでなく体だって丈夫です。つまり、90歳を超えて脳も体もシャキッとしている人というのは、肉を食べるから元気なのではなく、肉を食べられる歯が揃っているから元気なのです。

8020推進財団の調査によれば、食事が「とてもおいしい・おいしい」と感じている人は、平均で約20本の歯があるそうです。

しかし、食事がおいしく感じられる割合は、歯の本数が減るごとに下がっていき、平均本数が16・8本になると「普通」、11・1本になると「おいしくない」と感じる人が増えると言います。

やはり、歯が丈夫なこと、その歯を歯みがきで守ることが、脳と全身の健康を守るためには、もっとも必要なことなのです。

認知症を発症してしまったら、もう遅い？

本書でお伝えしたポイントをおさえた正しい歯のケアを毎日続けていただけば、「心地よさ」を味わい続けることができ、脳も健康寿命も若々しく保ち続けることができます。

また、すでに認知症を発症している場合も、今回ご紹介した歯のケアを、ぜひ続けてください。

なぜなら、ポイントをおさえた歯のケアには、認知症の進行をゆるやかにし、ときに、改善させせる効果も期待できるからです。

ある団体が、軽度から中度のアルツハイマー型認知症の60名の高齢者（70代後半）

を対象として、歯周病の有無で認知機能の低下のスピードに差があるかどうかを比較しました。

その結果、調査開始時の患者の認知機能の程度に関係なく、歯周病の症状が重い人ほど、6か月後の認知機能の低下が著しかったのです。

これは、逆に言えば、歯周病を改善すると、認知機能の低下をゆるやかにできる可能性があるということです。

ですから、本書で紹介した歯みがきテクニックでしっかりと口の中をケアし、歯医者さんで定期的に歯石をとってもらうことで、認知症の進行を食い止められる可能性もあるのです。

認知症発症前から歯みがきでリスクを下げておくことがもちろん何より重要ですが、認知症を発症してからでも、できることはあります。

歯みがきが、あなたの命を守ってくれる。

このことを忘れず、常日頃からしっかり意識しておきましょう。

「親の歯の本数を知っている」という親孝行

高齢化がますます進む日本において、認知症はもはや他人事ではありません。

「いつかは自分もボケてしまうかも……」と誰もが自分事として不安を覚えるのではないでしょうか。

それ以前に気になるのが、「親」のことかもしれませんね。

高齢の親御さんを抱えている方なら、おそらく誰もが、親の認知症リスクを気にしているはずです。

ところで、あなたは親の歯の本数を知っていますか?

お父さんの歯は、28本すべて抜けずに揃っていますか? あるいは、何本かは抜けて、部分的に入れ歯を使用しているのでしょうか? それとも総入れ歯? お母さんは、もしかするとインプラントを使っているかもしれませんね。どうでしょう？　あなたはパッと答えられますか？

普通は、大人の歯の状態について、なかなかたずねたりはしないものです。

しかし、ここまで本書をお読みいただいたあなたであれば、歯を維持することが脳の寿命、そして、健康寿命にどれほど影響を与えるか、すでにわかっているはずです。

ですから、もし親の歯の本数が少なくなっているようなら、一緒に歯みがきをしたり、歯科の定期検診に連れて行ったりする必要があります。そうすることで、親の認知症リスクをグッと下げることができるのです。

ですから、ぜひお父さんやお母さんに、「今、歯って何本残ってるの？」と聞いてあげてください。プレゼントを贈ったり、温泉旅行に連れて行ったりするのも素敵なことではありますが、親の健康維持に気を配ってあげること、それが何より一番の親孝行ではないでしょうか。家族の関心にまさる良薬はないのです。

心地よい歯みがきで、脳をみがき続けよう！

結局、私たちの命は、栄養を摂取することから始まり、それができなくなったら終わります。自力で食べることから始まり、食べられなくなったら終わるのです。

人生は口で始まり、歯で終わります。

歯みがきで守った歯がくれる「心地よさ」を通じて、生きる楽しさを味わい続けること。

正しい歯みがきを積み重ねて、脳と全身の状態を健康な状態に保ち続けること。

あなたや、あなたの大切な人たちが、いつまでも人生を楽しめるように。

心地よい歯みがきで、ぜひ脳を守り続けてください。

参考資料

【文献】

『口を閉じれば病気にならない　健康は呼吸で決まる』今井一彰・岡崎好秀 著（２０１２年、家の光協会）
『口の中をみれば寿命がわかる　口腔内細菌が引き起こす、脳卒中、心筋梗塞、糖尿病、認知症』
　波多野尚樹 著（２０１５年、小学館）
『全ての病気は「口の中」から！─歯が痛くなる前に絶対読む本』森永宏喜 著（２０１６年、さくら舎）
『日本人はこうして歯を失っていく　専門医が教える歯周病の怖さと正しい治し方』
　日本歯周病学会・日本臨床歯周病学会 著（２０１６年、朝日新聞出版）
『日本人はなぜ臭いと言われるのか　体臭と口臭の科学』桐村里紗 著（２０１８年、光文社新書）
『糖尿病がイヤなら歯を磨きなさい～内科医が教えるお口と体の健康の新常識』
　西田亙 著（２０１８年、幻冬舎）
『クロワッサン　２０１８年８／９号　№９７８大人のからだ塾２　強いカラダをつくる、歯と口の健康法。』
　（２０１８年、マガジンハウス）

【ＷＥＢページ】

「８０２０推進財団」https://www.8020zaidan.or.jp/
「一般社団法人　歯の寿命をのばす会」http://www.dentallife.info

【著者紹介】
長谷川　嘉哉（はせがわ・よしや）
◉——1966年、名古屋市生まれ。名古屋市立大学医学部卒業。医学博士、日本神経学会専門医、日本内科学会専門医、日本老年医学会専門医。毎月1000人の認知症患者を診察する、日本有数の脳神経内科、認知症の専門医。
◉——祖父が認知症であった経験から2000年に、認知症専門外来および在宅医療のためのクリニックを岐阜県土岐市に開業。これまでに、20万人以上の認知症患者を診てきて、いち早く認知症と歯と口腔環境の関連性に気づく。
◉——現在、訪問診療の際には、積極的に歯科医・歯科衛生士による口腔ケアを導入している。さらに自らのクリニックにも歯科衛生士を常勤させるなどし、認知症の改善、予防を行い、成果を挙げている。「医科歯科連携」の第一人者として、各界から注目を集めている医師である。

認知症専門医《にんちしょうせんもんい》が教《おし》える！
脳《のう》の老化《ろうか》を止《と》めたければ歯《は》を守《まも》りなさい！　〈検印廃止〉

2018年11月8日　第1刷発行

著　者——長谷川　嘉哉
発行者——齊藤　龍男
発行所——株式会社かんき出版
東京都千代田区麴町4-1-4 西脇ビル　〒102-0083
電話　営業部：03(3262)8011㈹　編集部：03(3262)8012㈹
FAX　03(3234)4421　振替　00100-2-62304
http://www.kanki-pub.co.jp/

印刷所——シナノ書籍印刷株式会社

 ISBN978-4-7612-7374-3 C0030